ISBN-13: 978-3-7091-9666-3 e-ISBN-13: 978-3-7091-9913-8
DOI: 10.1007/978-3-7091-9913-8

ALLE RECHTE, INSBESONDERE DAS DER ÜBERSETZUNG
IN FREMDE SPRACHEN, VORBEHALTEN

COPYRIGHT 1934 BY JULIUS SPRINGER IN VIENNA

Vorwort.

Was in dieser Schrift über die Diagnose und Therapie der Kinderinfektionskrankheiten gesagt wird, beruht fast zur Gänze auf eigener Erfahrung. Auch bei der Differentialdiagnose sind vor allem jene Krankheiten herangezogen, deren Unterscheidung mir selbst oder meinen Mitarbeitern gelegentlich Schwierigkeiten machte. Dadurch bekommt die Schrift individuelle Proportionen, weil sie sich ja auf bestimmte individuelle Erfahrungen stützt.

Ich habe mich bemüht, den Bedürfnissen des Praktikers gerecht zu werden, wie ich sie aus den Fragen von Hospitanten und Kursisten kenne. Eine möglichst breite Darstellung, welche möglichst wenig voraussetzt, schien mir dazu unerläßlich. Und ganz mit Absicht wurde der typische Ablauf der Krankheiten in den Vordergrund gestellt und Details und seltenere Ereignisse meistens übergangen, um das Bild nicht zu verwirren. Wer den typischen Befund vor Augen hat, wird sich auch bei der Beurteilung der atypischen Krankheitsformen zurechtfinden. Das beste ist es, sich an ein paar wichtige Leitsymptome zu halten, und da soll man sich erinnern, daß diese oft im Namen der Krankheit treffend zum Ausdruck gebracht sind. Die Diphtherie muß einen Belag zeigen, der Scharlach eine rote Haut, die Masern einen fleckartigen Ausschlag, die Röteln ein nur rötliches rosafarbiges Exanthem, die Feuchtblattern wäßrige Bläschen und die Pertussis krampfartige Hustenanfälle.

Bei der Therapie wurden die gebräuchlichsten symptomatischen Mittel besprochen, aber besonders genau die wichtigen neueren sero-therapeutischen Maßnahmen, welche erst den Infektionskrankheiten ihre Schrecken genommen haben und die Behandlung in den meisten Fällen befriedigend ausfallen lassen. Hoffentlich kann der praktische Arzt aus meinem Buch Nutzen ziehen.

Wien, im Dezember 1933.

E. Helmreich.

Inhaltsverzeichnis.

Seite

Die Diphtherie 1
  Die Rachendiphtherie 1 — Die Nasendiphtherie 4 — Die Diphtherie der Haut, der Vulva und des Auges 7 — Die Kehlkopfdiphtherie 8 — Die Komplikationen und Nachkrankheiten der Diphtherie 13 — Die maligne Form der Diphtherie 17 — Die Serumbehandlung der Diphtherie 18 — Die medikamentöse Behandlung 25 — Sanitäre Maßnahmen bei der Diphtherie 26

Der Scharlach 29
  Das Krankheitsbild des Scharlachs 29 — Die Serumtherapie des toxischen Scharlachs 35 — Die medikamentöse Behandlung 36 — Das zweite Kranksein beim Scharlach 38 — Die Nephritis 38 — Die Lymphadenitis 45 — Die Otitis 46

Die Masern 47
  Das Krankheitsbild 47 — Die Komplikationen und die Beziehungen zur Tuberkulose 53 — Die Therapie 56 — Die Masernprophylaxe mit Rekonvaleszentenserum 58 — Die sanitären Verhältnisse 61

Die Rubeolen 63
Die vierte Krankheit (Dukes-Filatow) 66
Das Erythema infectiosum (Megalerythem) 68
Das Exanthema subitum (criticum) 70
Die Varizellen 71
Die Variola 78
  Die Vakzination 78 — Die intrakutane Impfung 84
Die Stomatitis aphthosa 86
Die Parotitis epidemica 90
Der Keuchhusten 95
Die Poliomyelitis 106
Die Meningitis cerebrospinalis 112
Der Tetanus neonatorum 116
Das Erysipel 119
Der Typhus abdominalis 121
  Der Paratyphus 124
Die infektiösen Darmkatarrhe 126
Sanitäre Daten der ansteckenden Kinderkrankheiten 132
Anzeigepflicht der ansteckenden Kinderkrankheiten in den europäischen Ländern und in U. S. A. 134
Sachverzeichnis 136

Die Diphtherie.

Die Rachendiphtherie.

Die Rachendiphtherie erkennt man am Belag. Im allgemeinen ist es eine der leichtesten Diagnosen. Man schaut in den Hals hinein, sieht die Mandeln weiß überzogen und schon ist es klar, worum es sich handelt. Das Wichtigste ist, daß man wirklich den Rachen inspiziert und daß man dabei die Mandeln ganz überblickt. Der Kinderarzt ist ein Arzt, der mit den kleinen Patienten so gut umgehen kann, daß sie ihm die Untersuchung gestatten. Das ist eine Sache, die gelernt werden kann. Manche Diphtherie ist zu spät erkannt worden, weil der ungeübte Arzt aus Furcht vor einem Kampf mit dem Kind es überhaupt unterlassen hat, in den Hals zu schauen oder sich mit einem ungenügenden Blick auf den Gaumen und die oberste Tonsillengegend zufrieden gegeben hat.

Wie schaut man am besten in den Hals, um auch bei einem ungebärdigen Kind zum Ziel zu gelangen? Das Kind sitzt auf dem Schoß der Mutter, die Mutter umklammert mit ihren eigenen Beinen die Beine des Kindes und hält die Hände des Kindes fest. Der Arzt sitzt gegenüber, den Rücken zum Fenster oder zum Licht gekehrt, bringt mit der linken Hand den Schädel in die richtige Lage und drückt mit dem Spatel in der rechten Hand den hinteren Zungengrund kräftig nieder, um die Aussicht auf die ganzen Tonsillen zu entfalten. Will das Kind den Mund nicht öffnen, so geht man mit dem flach gestellten Spatel in den offenen freien Raum hinter den letzten Zähnen ein, stellt den Spatel nach der Kante auf, wodurch die Zahnreihen voneinander entfernt werden, und man kann jetzt leicht nach hinten gehen. Das Spateln soll kurz dauern, damit das Kind nicht erbricht. Man wird aber, wenn es nötig ist, das Erbrechen in Kauf nehmen, wenn man sonst keinen sicheren Ueberblick erlangen kann.

Der Arzt muß bei jeder Krankheit dem Kind in den Hals schauen, auch wenn kein besonderer Verdacht besteht. Denn manche Kinder dissimulieren die Halsschmer-

Verlag von Julius Springer in Wien I

In Verbindung mit den Büchern der Ärztlichen Praxis und nach den gleichen Grundsätzen redigiert, erscheint die Monatsschrift

Die Ärztliche Praxis

Unter steter Bedachtnahme auf den in der Praxis stehenden Arzt bietet sie **aus zuverlässigen Quellen sicheres Wissen** und berichtet in kurzer und klarer Darstellung über alle Fortschritte, die für die ärztliche Praxis von unmittelbarer Bedeutung sind.

Der Inhalt des Blattes gliedert sich in folgende Gruppen:

Originalbeiträge: Diagnostik und Therapie eines bestimmten Krankheitsbildes werden durch erfahrene Fachärzte nach dem neuesten Stand des Wissens zusammenfassend dargestellt.

Fortbildungskurse: Die internationalen Fortbildungskurse der Wiener medizinischen Fakultät teils in Artikeln, teils in Eigenberichten der Vortragenden. Das Gesamtgebiet der Medizin gelangt im Turnus zur Darstellung.

Seminarabende: Dieser Teil gibt die Aussprache angesehener Spezialisten mit einem Auditorium von praktischen Ärzten wieder.

Neuere Untersuchungsmethoden: Die Rubrik macht mit den neueren, für die Praxis geeigneten Untersuchungsmethoden vertraut.

Zeitschriftenschau: Klar gefaßte Referate sorgen dafür, daß dem Leser nichts für die Praxis Belangreiches aus der medizinischen Fachpresse entgeht.

Der Fragedienst vermittelt jedem Abonnenten in schwierigen Fällen, kostenfrei und vertraulich, den Rat erfahrener Spezialärzte auf brieflichem Wege. Eine Auswahl der Fragen wird ohne Nennung des Einsenders veröffentlicht.

Die Ärztliche Praxis kostet **im Halbjahr zurzeit Reichsmark 3,60** zuzüglich der Versandgebühren.

Alle Ärzte, welche die Zeitschrift noch nicht näher kennen, werden eingeladen, Ansichtshefte zu verlangen.

Innerhalb Österreich wird die Zeitschrift nur in Verbindung mit dem amtlichen Teil des Volksgesundheitsamtes unter dem Titel „Mitteilungen des Volksgesundheitsamtes" ausgegeben.

DIE AKUTEN INFEKTIONSKRANKHEITEN DES KINDESALTERS

VON

PRIVATDOZENT DR. **EGON HELMREICH**
PRIMARIUS DER KINDERABTEILUNG
DES KAISER FRANZ JOSEF-SPITALS IN WIEN

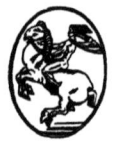

WIEN UND BERLIN
VERLAG VON JULIUS SPRINGER
1934

zen, gerade wenn sie besonders heftig sind, nur um der gefürchteten Prozedur des Gespateltwerdens zu entgehen. Manche leichtere Diphtherien machen aber, im Anfang wenigstens, tatsächlich keine unangenehmen Gefühle im Hals, so daß die Diphtherie nur zufällig entdeckt wird, weil obligat gespatelt wird. Die meisten diphtheriekranken Kinder führen allerdings durch die Angabe von Halsschmerzen auf den Lokalbefund. Die Halsschmerzen sind vor allem **Schluckbeschwerden** und wenn diese stärker ausgebildet sind, so vermeiden es die Kinder, auch den Mundspeichel zu schlucken, und aus dem halb geöffneten Mund läuft ständig Speichel.

Wie sieht der typische Diphtherie **belag** aus? Er ist **weiß**, da er aus Fibrin besteht; die weiße Farbe leuchtet oft aus der dunkleren Umgebung grell hervor. Er kann gelegentlich auch grau sein; gelb ist er selten; bei schweren Diphtherien ist er mißfärbig oder braun und von Blutungen durchsetzt. An dem Belag hat man zumeist den deutlichen Eindruck, daß er etwas ist, was auf die Tonsillen daraufgelegt ist, allerdings festhaftend; es sind nicht die veränderten obersten Schichten der Schleimhaut, sondern es ist ein Plus an Substanz, das abgestoßen werden kann und dann keinen Defekt an den Mandeln hinterläßt. Bei einer schwereren Scharlachangina z. B. hat man eine durch Leukozyteneinwanderung gelb gefärbte Fläche, die nekrotisch gewordenen oberen Schichten der Mandeln, welche zur Demarkierung und Abstoßung länger brauchen und nachher einen geschwürigen Substanzverlust hinterlassen. Der Diphtheriebelag bedeckt meistens **zusammenhängend** die ganze Oberfläche oder größere Teile der Tonsillen, zumindest sind größere weiße Flecken und Streifen vorhanden. Bei der Angina findet man einzelne distinkt getrennte gelbe Pfröpfe in den Lakunen oder gelbe Knötchen unter dem Epithel. Freilich kann eine Diphtherie auch einmal lakunär beginnen, aber wenn diese einzelnen Belägchen nach einem halben Tag wachsen und die Tendenz haben zu konfluieren, so spricht das für Diphtherie.

Aus der **Größe des Belages** kann man einen Schluß ziehen auf die Schwere der Krankheit. Ein kleiner Belag kennzeichnet eine leichte Diphtherie, ein umfangreicher Belag eine schwerere Form der Krankheit. Auf der Ausdehnung des Belages beruht auch die Einteilung in eine lokalisierte und eine progrediente Form der Diphtherie, was für die Dosierung des Heilserums wichtig ist. Bei einer lokalisierten Rachendiphtherie geht der Belag nicht über das Gebiet der Tonsillen hinaus. Bei der progredienten Form überschreitet der Belag die Grenzen der Mandeln und erstreckt sich auch auf die benachbarten Gebiete; an der

Uvula, am weichen Gaumen, am Rachen oder an entfernteren Lokalisationen, z. B. in der Nase, sind dann Diphtheriemembranen zu finden.

Wenn man vom Belag absieht, so findet man die Tonsillen mehr oder weniger stark geschwollen und gerötet. Oft ist die Schwellung so stark, daß sich die beiden Mandeln in der Mitte fast berühren. Das Kind liegt dann mit halboffenem Mund da, speichelt stark und hat bei etwa gleichzeitig bestehender Nasendiphtherie eine laute stridoröse Mundatmung. Wenn man es nach etwas fragt, so antwortet es mit klossiger Sprache. Es kann auch die ganze Umgebung der Tonsillen mit geschwollen sein, ähnlich wie bei einem Tonsillenabszeß, so daß bei einseitiger Bevorzugung differentialdiagnostische Schwierigkeiten entstehen können. Man muß dann sehr sorgfältig nach dem auf der (medialen) Innenfläche der Geschwulst versteckten diphtherischen Belag Ausschau halten. Diese starke Schwellung geht bei der Diphtherie mit dem Einsetzen der Serumwirkung bald zurück. Auffallend ist bei der Diphtherie ein charakteristischer leimiger Geruch aus dem Munde, den eine scharfe Nase zur Diagnose mit heranziehen kann.

Bei der Diphtherie sind die regionären Lymphdrüsen immer mitbeteiligt. Es ist wichtig, sich über ihren Zustand ein genaues Urteil zu bilden, da ihre Beschaffenheit für die Therapie wie für die Prognose bedeutungsvoll ist; wer sie nicht untersucht, begeht einen Fehler. Nachdem man in den Hals geschaut hat, muß man immer unter den Kieferwinkel greifen und palpieren, wie stark die Schwellung der Drüsen ist. Je stärker die Vergiftung mit dem Diphtheriegift ist, um so größer ist die Drüsenschwellung. Ueberwalnußgroße Drüsen sind immer ein Zeichen einer schwereren Diphtherie. Auch ihre besondere Schmerzhaftigkeit ist ein Indikator der schweren Infektion. Bei den ganz schweren Fällen geht die Toxinwirkung über die Drüsen hinaus, es entsteht ein periglanduläres Oedem. Der Hals ist dann hinter und unter dem Kiefer dick geschwollen und man kann in dem konsistenten Gewebe die Drüsen nicht gut abgrenzen; die Schwellung und die Schmerzhaftigkeit verbietet dem Kind ausgiebigere Halsbewegungen zu machen, der Kopf wird deshalb ziemlich steif gehalten.

Wie steht es nun mit dem Fieber bei der Diphtherie? Es erreicht meistens nur mittlere Höhen, Werte zwischen 38·5° und 39° sind die Regel. Oft ist es auch bedeutend niedriger. Jedenfalls sind sehr hohe Temperaturen seltener; und bei fraglichem Rachenbefund spricht hohes Fieber eher für Angina oder Scharlach und gegen

Diphtherie, während mittlere Steigerungen eher gegen Angina und für Diphtherie sprechen.

Wenn man eine Rachenerkrankung als Diphtherie ansieht, so behandelt man sie selbstverständlich mit Heilserum. Und wenn die Serumtherapie sich als wirksam erweist, so bestätigt dies die Richtigkeit der gestellten Diagnose.

Wie ist nun der Verlauf der unbehandelten Rachendiphtherie? Wenn man ältere Kinder mit einer leichten Diphtherie im Spital hat und mehrmals täglich inspizieren kann, um bei einer leichten Verschlechterung gleich die Seruminjektion nachholen zu können, so kann man es wagen, solch eine Diphtherie einmal ohne Serumbehandlung ablaufen zu lassen, um die Spontanheilung studieren zu können. Uebrigens hat man leider bisweilen auch unerwünscht Gelegenheit, die unbehandelte Diphtherie kennenzulernen, wenn eine falsche Diagnose gemacht wurde. Der Belag bleibt oft eine Woche oder noch länger bestehen, wobei er sich vielleicht noch vergrößert, und mit dem Belag erhält sich auch die Drüsenschwellung. Das Fieber bleibt gleichfalls in vielen Fällen bestehen, wenn auch oft nur in niedrigen Temperatursteigerungen.

Wenn eine schwere Diphtherie unbehandelt bleibt, so breiten sich die Membranen auf die Umgebung aus, die Drüsenschwellungen nehmen zu und toxische Erscheinungen, insbesondere am Herzen, stellen sich ein, so daß es nach ein bis zwei Wochen zum Tode kommen kann. Demgegenüber ist die behandelte Rachendiphtherie eine kurzdauernde Erkrankung. Die Krankheitssymptome nehmen nach der Seruminjektion höchstens noch einen Tag zu. Oft schon nach 24 Stunden, fast immer aber nach zwei Tagen sieht man deutliche Zeichen der Besserung; die Beläge werden kleiner, lösen sich von ihrem Rand her ab und nach drei Tagen sind sie meistens schon verschwunden. Auch das Fieber ist nach zwei oder drei Tagen vergangen und die Drüsenschwellungen sind im Rückgang. Die Kinder sind wieder munter und lustig, sitzen im Bett und spielen. Die richtig erkannte und rechtzeitig behandelte Rachendiphtherie ist somit in den meisten Fällen eine leichte und schnell ablaufende Krankheit.

Die Nasendiphtherie.

Nächst dem Rachen ist die Nase die häufigste Lokalisation für die Diphtherie; je jünger das Kind ist, um so eher wird sie befallen. Die Nasendiphtherie kann entweder sekundär, d. h. als Begleiterscheinung einer anderen Diphtherielokalisation auftreten, also neben einer Rachendiphtherie, einer Kehlkopfdiphtherie, einer Bindehautdiphtherie oder sonst irgend einer Form der Diphtherie einhergehen, wodurch die Krankheit schwerer wird; oder sie kann auch als primäre Nasendiphtherie, d. h. als einzige Manifestation das Kind befallen haben. Dies ist besonders beim Säugling der Fall.

Das Hauptsymptom der Nasendiphtherie ist ein reichliches **sanguinolentes Nasensekret**, zuerst blutigserös oder schokoladefarben, dünnflüssig und wenig Schleim enthaltend; bei längerem Bestand der Krankheit kann es auch blutig-eitrig werden. Der Blutgehalt ist oft nicht groß, so daß das Sekret nur fleischwasserähnlich ist. Die diphtherische Natur des Schnupfens erkennt man an den Membranen, von denen häufig Stückchen ausgeschneuzt werden. Oft fallen der Mutter die **weißen Hautfetzchen im Nasensekret** direkt auf, so daß sie von selbst von dieser Beobachtung berichtet. Man kann aber die Membranen verhältnismäßig oft auch in der Nasenhöhle sehen, wenn sie im vorderen Teil der Nasenhöhle lokalisiert sind. Bisweilen gelingt es schon, durch bloßes Empordrängen der Nasenspitze den Einblick in die Nasenhöhle soweit zu erleichtern, daß man an der Nasenscheidewand oder an den Muscheln die **grauweißen Häute** sehen kann. Noch leichter gelingt ihre Darstellung mit Hilfe eines Nasenspekulums, welches den knorpeligen Anteil der Nase erweitern und emporheben läßt. Nur muß man achtgeben, daß man die auseinanderweichenden Blätter des Spekulums nicht so tief in die Nasenhöhle einführt, daß sie in das Gebiet der knöchernen Nasenhöhle reichen, da die Ränder des Foramen piriforme als Knochen nicht ausdehnbar und überdies sehr schmerzempfindlich sind. Auch mit einem Ohrentrichter, der ins Nasenloch gesteckt wird, kann man sich bei der Aufsuchung der Membranen helfen. Die Nasendiphtherie kann einseitig oder doppelseitig auftreten.

Das Sekret der Nasendiphtherie, welches Diphtheriebazillen, wie Diphtherietoxin enthält, reizt die Haut des Naseneinganges und der Oberlippe. Der Naseneingang und die umgebende Haut sind exkoriiert und ekzematös verändert; in der Umgebung der Nase, auf der Lippenhaut, auf der Wange und am Kinn sind kleine rote Knötchen zu sehen, ähnlich wie beginnende Impetigoknötchen, entzündliche Reaktionen, welche durch das Diphtheriegift hervorgerufen werden. Diese **zerstreuten Knötchen in der Umgebung eines exkoriierten Naseneinganges** sind für eine Nasendiphtherie recht charakteristisch. In stärker ausgesprochenen Fällen kann eine Schwellung, ein leichtes Oedem der ganzen Nase vorhanden sein. Die submaxilbaren Lymphknoten sind geschwollen.

Die volle, verstopfte Nase läßt die Luft nicht durchtreten, so daß also das Kind durch den offenen Mund atmen muß; dies macht die Zunge und die Lippen trocken und rissig.

Bei der sekundären Nasendiphtherie ist die Diagnose leicht durch die anderen Diphtherieformen, welche gleichzeitig bestehen. Schwieriger ist oft die Erkennung der „primären" Nasendiphtherie, wenn sie als einzige Lokalisation der Krankheit auftritt. Dies ist, wie erwähnt, besonders bei Säuglingen der Fall. Wenn man von der Hautdiphtherie absieht, ist die Diphtherie der Nase die eigentliche Form der Diphtherie im Säuglingsalter. Die anderen Lokalisationen der Krankheit sind zu dieser Zeit viel seltener als später. Die Rachendiphtherie wie die Kehlkopfdiphtherie sind beim Säugling seltene Erkrankungen. Die primäre Säuglingsnasendiphtherie ist merkwürdigerweise eine ziemlich chronische Krankheit, die oft lange Zeit verhältnismäßig milde verläuft. Wochenlang besteht ein dünner Ausfluß aus der Nase; dabei bleibt es bei leichten Temperatursteigerungen; die Nase ist verstopft und die erschwerte Atmung beeinträchtigt auch die Nahrungsaufnahme. Die Submaxillardrüsen sind geschwollen und es entwickelt sich durch die Diphtherievergiftung oft eine beträchtliche Anämie, welche zugleich mit dem sanguinolenten Nasensekret das Charakteristikum der Säuglingsnasendiphtherie ausmacht. Wenn die Krankheit unbehandelt bleibt, wird die Nase völlig verstopft, das Sekret wird blutig-jauchig, die Temperatur steigt auf höhere Werte und die Membranbildung greift auf Rachen und Mundhöhle über. Unter zunehmender Schwäche tritt der Tod ein. Besonders zu Zeiten, wo Diphtherie gehäuft auftritt, wird man bei jedem längerdauernden Säuglingsschnupfen, insbesondere wenn das Nasensekret blutig ist, die Nasendiphtherie in Betracht ziehen müssen.

Differentialdiagnostisch ist bei der Säuglingsnasendiphtherie an die Lues congenita zu denken. Bei der Lues hat jedoch die Verlegung der Nase mit dem Schniefen bald nach der Geburt eingesetzt, wenn schon die Sekretion sich erst später eingestellt hat. Außerdem müssen sonstige luetische Erscheinungen zu finden sein. Bei größeren Kindern kann die primäre Nasendiphtherie gelegentlich mit Skrophulose verwechselt werden. Doch werden die verschiedenen skrophulösen Symptome die Unterscheidung nicht allzu schwer durchführen lassen. Für die Skrophulose spricht die schleimigeitrige Beschaffenheit des Sekretes ohne Blutbeimischung wie die gleichzeitigen skrophulösen Veränderungen am Auge: die Conjunctivitis phlyctaenulosa mit der charakteristischen Lichtscheu. Ist auch da noch die Unterscheidung von einer Augendiphtherie schwierig, so wird die blasige Beschaffenheit der stark positiven Pirquet-Tuberkulin-Reaktion die tuberkulöse Natur der Veränderungen aufklären. Der bakteriologische Befund von Diphtheriebazillen im Nasensekret ist natürlich schnell und eindeutig imstande, die Zweifel zu klären.

Die **Behandlung** der Nasendiphtherie besteht vor allem in der Einspritzung von Diphtherieheilserum. Die Dosis davon darf nicht zu klein sein, weil die Nasendiphtherie nicht gerade zu den leichtesten Formen der Diphtherie gehört. Die Toxinresorption von der großen Innenfläche der Nase ist sicher beträchtlich, wie ja auch an der starken Anämie, die gewöhnlich im Gefolge der Nasendiphtherie auftritt, erkenntlich ist. 300 Antitoxineinheiten für jedes Kilogramm Körpergewicht sind vonnöten. Auf die Seruminjektion gehen gar bald die lokalen Symptome zurück, auch das Ekzem am Naseneingang und die verstreuten Knötchen in der Umgebung heilen ab. Immerhin ist es angezeigt, neben der Serumbehandlung auch die lokale Behandlung nicht zu vernachlässigen. Das Nasensekret wird fleißig mit in $^1/_2\,^0/_0$iger Wasserstoffsuperoxydlösung getränkter Watte entfernt. Die Haut der Oberlippe und des Naseneinganges wird durch Salbe, z. B. Lanolin, vor Mazeration geschützt; erodierte Stellen und Knötchen sind mit 1 bis 3%iger weißer Präzipitatsalbe zur schnelleren Abheilung zu bringen. Beim Säugling ist bisweilen die Verlegung der Nase mit 1$^0/_{00}$iger Adrenalinlösung zu beseitigen, um die Trinkschwierigkeiten, die durch die Schleimhautschwellung bestehen, zu beheben. Das Adrenalin wird vor der Nahrungszufuhr in die Nasenhöhle eingetropft oder mit einem Wattepinsel direkt auf die Nasenschleimhaut aufgetragen. Nach der Abheilung der Nasendiphtherie beherbergt die Nase noch für einige Wochen Diphtheriebazillen, wodurch der Rekonvaleszent infektiös bleibt. Um die Diphtheriebazillen schneller zum Verschwinden zu bringen, ist eine Behandlung mit Silberpräparaten vorteilhaft; es werden z. B. täglich 2 oder 3 Tropfen einer 2%igen wässerigen Lösung von Collargol in jedes Nasenloch bei liegender Stellung des Patienten eingetropft; oder es wird eine 10%ige Ichthyolsalbe verwendet (Ichthyol pur. 2·0, Past. Lassari ad 20·0), von der täglich einmal je ein perlgroßes Stückchen zuerst in das eine, dann in das andere Nasenloch eingetragen wird.

Die Diphtherie der Haut, der Vulva und des Auges.

Seltenere Lokalisationen der Diphtherie, welche fast immer sekundär im Gefolge von gleichzeitig bestehenden anderen Diphtherieformen auftreten, sind die Hautdiphtherie, die Diphtherie der Vulva und die Augendiphtherie.

Die **Hautdiphtherie** ist hauptsächlich an intertriginösen Stellen gelegen, so z. B. in der Halsfurche, hinter den Ohren, in der Genitalgegend oder in der Furche zwischen Nase und Wangen, dies besonders in Verbindung mit Nasendiphtherie; ganz selten einmal tritt sie auch an der Nabelwunde des Neugeborenen auf. Die erkrankten Hautstellen haben oft einen grauweißen typischen Belag, nach dessen Entfernung oberflächliche Substanzverluste zurückbleiben, oder sind einfach schmierig belegte, gelbliche oder grünliche Wundflächen ohne Heilungstendenz. Die Haut ist ödematös geschwollen.

Die **Diphtherie der Vulva** bildet dicke Membranen auf den stark entzündeten Labien, sie erzeugt tiefe Geschwüre und eine starke Schwellung der Leistendrüsen. Das Fieber und die Intoxikationserscheinungen sind meistens hochgradig.

Die **Bindehaut der Augen** kann auch der primäre Sitz einer Diphtherie sein; meistens wird sie sekundär bei Nasen- oder Rachendiphtherie infiziert. Es entwickeln sich dicke gelbweiße Beläge an der Konjunktivalschleimhaut, die mit einer starken ödematösen Schwellung der Augenlider einhergehen, so daß die Lider schwer auseinanderzuziehen sind. Daneben besteht reichliche eitrige Sekretion. Schädigungen der Cornea sind nicht ganz selten. Es ist aber zu bemerken, daß nicht jede zarte Membranbildung auf der Bindehaut als Diphtherie bezeichnet werden darf, da stärkere Konjunktividen anderer Aetiologie bisweilen auch zu geringer Membranbildung führen.

Der wichtigste Punkt in der Behandlung dieser Diphtherieformen ist die Seruminjektion; man wird aber auch lokal symptomatische Maßnahmen treffen.

Die Kehlkopfdiphtherie.

Eine Krankheit, die oft sehr aufregend ist, aufregend für das kranke Kind, für die Eltern und für den Arzt, und deren erfolgreiche Behandlung dann besondere Befriedigung und Genugtuung gewährt, ist die Kehlkopfdiphtherie oder der (echte) Krupp, wie sie auch genannt wird. Wird man frühzeitig gerufen, so kann die ganze Angelegenheit recht harmlos vorübergehen. Man kommt zu einem mäßig fiebernden Kind, von dem die Mutter angibt, daß es seit kurzer Zeit, seit ein oder zwei Tagen heiser sei; die **Heiserkeit** nehme trotz Bettruhe, Halswickel und Inhalation zu und bisweilen **huste** das Kind laut **bellend**. Wenn man das Kind auffordert zu husten, so gelingt ihm dies meistens leicht und man hört den laut bellenden Charakter des Hustens, der kein Sekret hochbringt. Wenn es sich um einen „primären" Krupp handelt, also um eine Diphtherie, deren einzige Lokalisation im Kehlkopf ist, so ergibt die übrige Untersuchung des Körpers nichts Krankhaftes, auch die Racheninspektion zeigt keinen pathologischen Befund. Wenn man den Zungengrund hinten mit dem Spatel stark niederdrückt und dadurch den oberen Rand des Kehldeckels sichtbar macht, findet man vielleicht die Epiglottis gerötet und geschwollen; nur bei starker und fortgeschrittener Membranbildung wird man gelegentlich einen weißen Belag am Rand der Epiglottis wahrnehmen können. Die Laryngoskopie freilich mit dem Spiegel oder dem Direktoskop in der Hand des Geübten würde bei etwas größeren Kindern Membranen auf und unter den Stimmbändern erkennen lassen. Die Diagnose muß also am Krankenbett aus der hartnäckigen oder zunehmenden Heiserkeit und dem bellenden Husten gestellt werden, zwei Kehlkopfsymptomen, die beim Fehlen anderer katarrhalischen Erscheinungen den Verdacht auf Krupp nahelegen. Gegen eine unspezifische Laryngitis spricht eben dieses Fehlen von anderen katarrhalischen Erscheinungen, eines Schnupfens oder einer Bronchitis, in deren Rahmen eine Entzündung der Stimmbänder leicht unterzubringen wäre. Man muß auch beginnende Masern im Prodromalstadium ausschließen, wo bisweilen eine stärkere Heiserkeit mit einem bellenden Reizhusten vorhanden ist. Die Differentialdiagnose gegenüber den Masern ist aber leicht, wenn man die starken katarrhalischen Erscheinungen an allen Schleimhäuten, insbesondere an Augen und Nase beachtet und nach Koplikschen Flecken sucht. Sofern man nur an die Morbillen denkt, wird ein Irrtum leicht zu vermeiden sein. Auch eine Grippe oder ein Scharlach kann einmal eine Laryngitis mit Kruppsymptomen verursachen.

Leicht ist die Diagnose Kehlkopfdiphtherie, wenn es sich um einen „sekundären" Krupp handelt, d. h. wenn noch andere Lokalisationen der Diphtherie vorhanden sind, wenn etwa noch eine Rachen- oder Nasendiphtherie festzustellen ist. Die zweite Diphtherielokalisation kann auch örtlich weit entfernt vom Kehlkopf gelegen sein und z. B. in einer Diphtherie der Vulva bestehen. Man soll sich jedenfalls als Leitsatz einprägen, H e i s e r k e i t m i t g l e i c h z e i t i g e r M e m b r a n b i l d u n g im Rachen oder sonst irgendwo am Körper b e d e u t e t einen K r u p p.

Eindeutiger noch sind die Symptome, wenn es sich um eine fortgeschrittene Kehlkopfdiphtherie handelt. Die Heiserkeit hat sich dann zu einer vollständigen A p h o n i e gesteigert, das Kind bringt auch mit der größten Anstrengung kein lautes Wort hervor. Meistens haben sich dann auch schon Zeichen von A t e m n o t eingestellt, wenn durch die fortgeschrittene Membranbildung der Luftweg im Kehlkopf und in der Trachea zu stark eingeschränkt ist. Für diese Atemnot ist charakteristisch, daß sie sich a l l m ä h l i c h e n t w i c k e l t und langsam steigert und daß sie k o n t i nuierlich ist. Das Kind liegt oder sitzt voller Angst in seinem Bett, die Augen sind weit offen und die Atemzüge sind langsam und tief. Dabei kommt es zu „E i n ziehungen"; bei der starken Erweiterung des Brustkorbes im Inspirium kann der Unterdruck im Thorax nicht schnell genug ausgeglichen werden, da die Luft durch den verengten Kehlkopf nur langsam einzuströmen vermag. Dadurch kommt es an den nachgiebigen Partien der Thoraxwand zu den erwähnten Einziehungen. Am stärksten ist die Retraktion im Gebiet der weichen Rippenknorpel und des Sternums, so daß die vordere untere Brustpartie in der Gegend des Processus xiphoideus mitsamt dem Epigastrium bei jeder Einatmung tief einsinkt. Deutlich sind auch die Einziehungen im Jugulum und an den Supra- und Infraklavikulargruben zu sehen, ebenso in den Zwischenrippenräumen. Es ist selbstverständlich, daß sich bei dieser Atemnot eine Z y a n o s e entwickelt; schon leichtere Grade von Ateminsuffizienz machen eine gewisse Blaufärbung der Lippen. Da jede Anstrengung den Luftbedarf erhöht und damit die Atemnot vergrößert, vermeiden die Kinder möglichst jede Bewegung. Doch veranlaßt sie der Lufthunger und die Angst, immer wieder eine für das Atmen günstigere Lage im Bett zu suchen. Die Atemnot ist, wie schon gesagt, kontinuierlich; wenn aber der Kehlkopf durch eine losgelöste Membran plötzlich ganz verlegt wird, kommt es zu wirklichen E r s t i c k u n g s a n f ä l l e n.

Wenn die Erstickungsanfälle im Vordergrund des klinischen Bildes stehen, kann es differentialdiagnostische Schwierigkeiten geben zwischen der Kehlkopfdiphtherie, d. h. dem echten Krupp und dem sogenannten P s e u d o k r u p p, welcher eine unspezifische Laryngitis im Rahmen einer katarrhalischen Erkrankung ist. Die Kehlkopfdiphtherie beginnt, wie erwähnt, langsam und allmählich; die Heiserkeit, die anfänglich nur gering ist, steigert sich unaufhörlich bis zur vollständigen Aphonie. Die stetige Verschlechterung Schritt für Schritt den Tag über, wie während der Nacht, ist für den echten Krupp das Bezeichnende. Beim Pseudokrupp kommt es eigentlich unerwartet zu den Anfällen der Atemnot; am Tag war das Kind relativ frisch und munter, in der Nacht plötzlich kommt es zu einem Erstickungsanfall; nach einigen Stunden am Morgen ist die Atmung wieder ruhig. Die Heiserkeit kann beim Pseudokrupp selbstverständlich auch stärker werden, erreicht aber nicht den gleichen hohen Grad von Stimmlosigkeit wie bei der Diphtherie. Wenn das Kind eine auf den Stimmbändern aufliegende Schleimflocke weghustet, wird die Stimme oft alsbald wieder etwas heller klingend. Beim Pseudokrupp ist nach ein oder zwei nächtlichen Erstickungsanfällen der Gipfel der Krankheit überwunden, der echte Krupp führt oft unaufhaltsam zur Erstickung, wenn nicht sachgemäß eingegriffen wird. Auch das Alter des Kindes kann einen differentialdiagnostischen Anhaltspunkt abgeben. Während der Pseudokrupp ausschließlich eine Erkrankung des jungen Kleinkindes ist, bei dessen engem Kehlkopf auch schon eine geringe Schwellung den Luftweg verlegt, befällt die Kehlkopfdiphtherie neben Kleinkindern auch Schulkinder, und wenn die Membranbildung stark ist, kann es auch bei dem relativ weiten Kehlkopf größerer Kinder zur Obstruktion des Atemweges kommen. Der Pseudokrupp kommt also eigentlich nur bei den jüngeren Kleinkindern in Frage.

Was die B e h a n d l u n g der Kehlkopfdiphtherie betrifft, so ist folgendes zu sagen: Wenn es bei irgend einer Krankheit auf rasches und zielbewußtes Vorgehen ankommt, so ist dies beim Krupp der Fall. Frühzeitige und unverzögerte Seruminjektion kann vielen kranken Kindern die Qual der Atemnot überhaupt ersparen, die Intubation oder die Tracheotomie wird bei Erstickungsgefahr das Leben retten. Das wichtigste ist also fürs erste die Einverleibung einer entsprechend reichlichen Menge von D i p h t h e r i e - h e i l s e r u m. Da die klinisch erkennbare Wirkung des Serums meist erst nach 24, ja selbst nach 36 Stunden deutlich wird, kann es vorkommen, daß während dieser Zeit die Krankheitserscheinungen noch zunehmen. Mit der vollzogenen Seruminjektion sind also noch nicht alle unmittelbaren Gefahren gebannt, es kann ungeachtet der Serumgabe zur Erstickung kommen. Ist es aber in den ersten zwei oder drei Tagen nach dem Beginn der Behandlung zu keiner starken Behinderung der Atmung gekommen, so ist eigentlich die Gefahr vorüber. Nach der Seruminjektion ist es unbedingt nötig, daß man dem Kind jede Aufregung erspart, um die Atemnot nicht zu steigern. Man wird an dem Kind möglichst wenig hantieren und die pflegerischen Maßnahmen auf ein Minimum herabsetzen; das Kind soll mit dem Rücken hochgelagert werden, damit die Luftzufuhr ungehindert vor sich gehen kann, starkes Einhüllen in Decken ist zu vermeiden, damit die Brust nicht beengt wird. Zur Beruhigung ist in jedem Fall C o d e i n zu verabfolgen. Doch soll die Codeinmedikation nicht den Tag über in löffelweiser Verabreichung verzettelt werden, sondern muß in einzelnen voll wirksamen Dosen gegeben werden. Die einzelnen Codeindosen sollen verhältnismäßig groß sein, für junge Kleinkinder 0·01 bis 0·02 Codein. phosphor., für Kinder von etwa sechs Jahren 0·03. Bei diesen Dosen kann man meistens eine Beruhigung der Atmung, wie oft des ganzen Kindes feststellen. Manchesmal wird man dazu noch Brom geben müssen (z. B. von Natrium bromatum mehrmals täglich $1/_2$ bis 1 g). Eine weitere sehr hilfreiche Maßnahme ist die Zufuhr von **Wasserdampf**, welcher durch die Feuchthaltung der Schleimhaut den Hustenreiz und die Atemnot mildert. Am Kopfende des Bettes ist mit Leintüchern ein geräumiges Zelt zu improvisieren, das genug offen ist, um das Kind nicht zu beengen und zu ängstigen und das eine aufmerksame Beobachtung des Kindes nicht erschwert. In dieses Zelt ist Wasserdampf einzuleiten aus Töpfen, die mit heißem Wasser gefüllt sind, oder besser noch aus Inhalationsapparaten. Es muß aber darauf geachtet werden, daß der Apparat nicht zu nahe vom Kind steht, weil Verbrennungen durch den heißen Dampf nur zu leicht verursacht werden können. Die Dampfproduktion soll, wenn es möglich ist, Tag und Nacht fortgesetzt werden. Auch wenn die Krankheit schon in Heilung begriffen ist, soll von Zeit zu Zeit die Luft angefeuchtet werden, bis die klare Stimme wiedergekehrt ist.

Mit diesen Maßnahmen hat man in vielen Fällen vollen Erfolg, insofern, als es dabei zu keiner so hochgradigen Atemnot kommt, daß besondere Vorkehrungen zur Freimachung der Atemwege nötig werden. In einer großen Zahl von Fällen wird aber die Atembehinderung so stark, daß das Kind ersticken würde, wenn der Luftweg nicht durch die **Intubation** oder die **Tracheotomie** offen gehalten wird.

Wann muß man sich zur Anwendung solcher Maßregeln entschließen? Dann, wenn die Erstickung droht. Freilich ist hier der subjektiven Beurteilung manchmal ein gewisser Spielraum eingeräumt; ein ängstlicher Arzt wird schon früher die Erstickung für unabwendbar halten, ein zuversichtlicher Arzt wird noch zuwarten. Immerhin gibt es einige objektive Zeichen, welche den richtigen Zeitpunkt zum Eingriff unschwer finden lassen. Das eine Zeichen sind die **Einziehungen**; kommt es bei jedem Atemzug zu tiefen Retraktionen, sinkt bei jedem Atemzug die untere Sternalgegend tief ein, dann ist der Augenblick gekommen, daß ein künstlicher Luftweg geschaffen werden muß; ein weiteres Zuwarten ist gefährlich und schwächt die Herzkraft. Auch die anderen Zeichen sind dann deutlich ausgesprochen; die mühevolle Atmung verwendet alle Auxiliarmuskeln der Respiration; jeder Muskel, der vom Thorax zum Hals, zum Kopf und zu den aufgestützten

Armen zieht, wird als Hilfsmuskel für die Atmung verwendet. Sehr oft sieht man in diesem Stadium den Sternocleidomastoideus am Hals sich synchron mit jedem Atemzug kontrahieren. Gleichzeitig ist die Unruhe und Angst auf das höchste gestiegen und die starke Zyanose zeigt die ganz ungenügende Luftzufuhr an. Daß dieser Zustand das Kind außerordentlich erschöpft, ist klar und man wird lieber nicht zu lange warten, bis man sich zur Hilfe entschließt.

Wir haben zwei Mittel, um den Luftweg freizumachen, die Intubation und die Tracheotomie. Bei der **Intubation** wird vom Mund aus ein Röhrchen (ein Tubus) in den Kehlkopf eingeführt, das den Luftweg freihält und so lange liegen bleibt, bis die Erstickungsgefahr vorüber ist. Bei der **Tracheotomie** wird die Luftröhre vom Halse aus eröffnet und die Luft gelangt mittels einer Kanüle von außen in die Trachea. Für die meisten Fälle ist zu empfehlen, zuerst zu versuchen, mit der Intubation das Auslangen zu finden, und nur, wenn dies nicht gelingt, zur Tracheotomie zu greifen. An die Intubation würde sich also die „sekundäre" Tracheotomie anschließen. Man wird aber in der größten Zahl der Fälle mit der Intubation allein auskommen und dem Kind die Tracheotomie ersparen können. Die „primäre" Tracheotomie wird nur selten, hauptsächlich beim „deszendierenden" Krupp, wo die Membranen tief in die Trachea hinunterreichen, notwendig sein. Die Saugmethode, welche jetzt in Amerika an manchen Spitälern in Verwendung kommt und mit Hilfe eines in den Kehlkopf eingeführten Rohres und einer Saugpumpe die Membranen abzusaugen versucht, ist in Europa noch nicht in Gebrauch.

Die Intubation und Tracheotomie sind Eingriffe, welche nur durch Uebung erlernt werden können. Jeder Arzt sollte Gelegenheit suchen, sich diese Fähigkeit rechtzeitig anzueignen, um im Notfall gerüstet zu sein.

Die Komplikationen und Nachkrankheiten der Diphtherie.

Bei verschiedenen Patienten stellen sich in der Rekonvaleszenz gewisse **Folgen** der Diphtherievergiftung ein; es zeigt sich, daß der **Herzmuskel** und die **Nerven** mancher quergestreiften und glatten **Muskeln** während der Krankheit geschädigt wurden und daß nach kürzerer oder längerer Zeit, oft schon eine Woche nach dem Beginne der Diphtherie, bisweilen aber auch erst fünf bis sechs Wochen später, in der Rekonvaleszenz diese Schädigung als Schwäche oder Lähmung zutage tritt.

Wir wollen zuerst von den Muskeln reden. Der Muskel, welcher am häufigsten befallen ist, ist der Gaumensegelmuskel. Dies ist ja verständlich, weil sich der weiche Gaumen in der nächsten Nachbarschaft der erkrankten Mandeln befindet, oft genug auch selbst einen Belag besitzt, und der Diphtheriegiftwirkung nicht nur vom Blut her, sondern sicher auch direkt ausgesetzt ist. Welches ist die normale Aufgabe des Gaumensegels? Wenn sich sein Muskel zusammenzieht, wird der weiche Gaumen in die Höhe gehoben und schließt die Nase und den Nasenrachenraum vom Mundrachenraum ab. Dies ist notwendig beim Schlucken, damit die Speisen und insbesondere die Getränke nicht von hinten her in die Nase gelangen. Das Gaumensegel muß auch gehoben werden, um der phonierenden Exspirationsluft den Weg durch die Nase zu verlegen, wenn die Laute klar und deutlich ausgesprochen werden sollen. Die Schwächung oder Lähmung des Gaumensegels erkennt man nun daran, daß dieses nicht ordentlich funktioniert. Schaut man dem Kind in den Hals und läßt es dabei Aaaaa oder Iiiii sagen, so müßte sich das gesunde Gaumensegel mit dem Zäpfchen schön sichtbar nach oben heben. Ist es aber paretisch oder paralytisch, so hebt es sich nur wenig oder gar nicht und hängt schlaff herunter. Dies kann auf beiden Hälften gleich stark der Fall sein oder auf einer Hälfte deutlicher ausgesprochen sein. Die gestörte Funktion erkennt man auch beim Sprechen. Man muß beim Diphtherierekonvaleszenten immer auf die Sprache achten und das Kind nach irgend etwas fragen, worauf es mit einigen Worten antworten muß, um feststellen zu können, ob die Sprache durch eine Gaumensegellähmung näselnd ist. Dieses näselnde Reden ist natürlich etwas anderes als die klossige Sprache im Beginn der Krankheit, die nicht durch eine Gaumenlähmung, sondern durch die großen Tonsillen verursacht war. Die Gaumenlähmung erkennt man auch beim Schlucken, insbesondere beim Schlucken von Getränken. Beim Trinken eines größeren Schluckes kommt ein Teil der Flüssigkeit durch die Nase heraus. Nach einiger Zeit lernen die Patienten dies vermeiden, indem sie vorsichtig nur kleine Schlückchen zu sich nehmen. Besteht man aber auf der Zusichnahme eines größeren Schluckes, so kann man den Rückfluß durch die Nase und den dabei durch die Aspiration oft auftretenden Husten feststellen.

Die zweithäufigste Lokalisation der postdiphtherischen Lähmungen betrifft den Akkomodationsmuskel im Auge. Für gewöhnlich, im „ruhenden" Zustand, ist das Auge für die Fernsicht eingerichtet. Will der Mensch jedoch etwas in der Nähe betrachten, so muß er akkomodieren, d. h. er muß durch eine Anstrengung des Ziliarmuskels der Linse eine entsprechend stärkere Wölbung verschaffen. Ist nun der Ziliarmuskel durch die Diphtherie gelähmt, so kann das Kind weiterhin gut und scharf (über 6 m) entfernte Gegenstände unterscheiden, nahe Gegenstände jedoch werden nur undeutlich und verschwommen wahrgenommen. Man erkennt die Akkomodationslähmung sehr leicht, wenn das Kind, das schon zur Schule geht, in einem nahe vor die Augen gehaltenen Buch nicht lesen kann, oder wenn das Kleinkind bei einer Beschäftigung, wo es auf scharfes Sehen ankommt, z. B. beim Einfädeln eines Wollfadens in ein entsprechend großes Nadelöhr, immer das Ziel verfehlt. Sind die **äußeren Augenmuskeln** gelähmt, was seltener vorkommt, so kommt es zum Schielen und Doppelsehen.

In schweren Fällen kann es zur Lähmung viel ausgedehnterer und größerer Muskelgruppen kommen; bei Lähmung der Nackenmuskulatur kann der Kopf nicht aufrecht gehalten werden, bei der Lähmung der Rumpfmuskulatur kann sich das Kind nicht ohne Unterstützung im Bett aufsetzen.

Von besonderer Bedeutung ist die seltene **Schlucklähmung** der Pharynxmuskulatur; der Patient verschluckt sich leicht, hustet bei jedem Versuch der Nahrungsaufnahme und kann in den schwersten Fällen an Inanition zugrunde gehen, weil fast keine Nahrung in den Magen hinuntergelangt.

Noch gefährlicher ist die **Lähmung der Atemmuskeln**, das Kind geht dabei meistens an langsamer Erstickung zugrunde. Die schwersten Lähmungen sind glücklicherweise sehr selten. Die oben beschriebenen leichten Lähmungen sind aber ziemlich häufig.

Gleichzeitig mit dem Auftreten irgend welcher Lähmungen kommt es meistens zu einer Herabsetzung oder zu einem **Verschwinden der Patellarsehnenreflexe**. Bisweilen leitet sich diese Schädigung des Nervensystems mit einem Reizstadium ein, bei dem es zu Uebererregbarkeit, also zur Steigerung der Reflexe kommt, was wieder an der Patellarsehne zu erkennen ist, oder am Auftreten eines Fazialisphänomens: wie bei der kindlichen Tetanie kann man dann durch Beklopfen der Wange ein Zucken der Mundmuskulatur provozieren.

Wichtig ist nun die Frage: Bleiben diese Lähmungen zeitlebens bestehen? Kann eine Gaumensegellähmung beim Erwachsenen von einer Diphtherie im Kindesalter herrühren? Nein! Sofern nur das Kind am Leben bleibt, verschwindet jede Lähmung ohne Residuen, und zwar binnen wenigen Wochen. Wenn das Kind nur nicht stirbt, so geben diese Lähmungen eine absolut gute Prognose bezüglich der Wiederherstellung.

Viel schlechter steht es mit der Herzschädigung, die in den Fällen schwerer Diphtherie auftreten kann. Wenn auch hier die meisten Kranken wieder genesen, so ist doch der Anteil derjenigen, welche zugrunde gehen, immerhin nicht unbeträchtlich; ja er macht eigentlich die Mortalität an Diphtherie überhaupt aus. Denn wenn ein Kind an Diphtherie stirbt, so ist es (von der Kehlkopfdiphtherie abgesehen) an der diphtherischen Herzschädigung gestorben. Die Prozentzahl der Todesfälle bei der Diphtherie ist fast zur Gänze die Prozentzahl der schweren, letalen Herzschädigungen bei dieser Krankheit.

Die leichteren Herzveränderungen kennt man an Störungen des Pulses. Der Puls ist klein und weich und leicht unterdrückbar. Meistens ist er in seiner Frequenz beschleunigt; oder er ist auffallend langsam, was häufiger bei den schwereren Fällen vorkommt. Auch Unregelmäßigkeiten der Herzaktion zeigen die Schädigung an; respiratorische Arrhytmie, Extrasystolen oder andere schwerer wiegende Pulsveränderungen (Galopprhythmus, Pendelrhythmus) sind vorhanden. Alle diese Symptome sind auf die Schwäche des Herzmuskels und auf Störungen im Reizleitungssystem zurückzuführen. Auf der Schädigung des Herzmuskels beruht auch die Blutdrucksenkung, welche in jedem schwereren Fall deutlich ausgesprochen ist. Freilich muß man bedenken, daß das Kind schon normalerweise einen niedrigeren Blutdruck als der Erwachsene hat. Bei den Kleinkindern ist der normale Wert 80 bis 90 mm Hg, bei den größeren Kindern 100 bis 110 mm Hg. Beim Diphtherieherzen sieht man aber oft auch bei größeren Kindern Blutdruckwerte von 70, 65, ja 60 mm Hg, was sicher eine sehr bedenkliche Myokardschädigung bedeutet. Am Herzen selbst ist meistens eine geringere oder größere Dilatation festzustellen. Beim Vorhandensein dieser Herzsymptome liegen die Kinder ganz ruhig und ängstlich im Bett; durch Anstrengung oder Erregung kann plötzlicher Tod erfolgen, nicht bloß im Anschluß an die Krankheit, ein, zwei Wochen nach Beginn der Diphtherie; das Herz braucht recht lange zu seiner Erholung, so daß die gefährdete Zeit erst sechs, acht, ja zehn Wochen nach dem Beginn der Erkrankung vorüber ist. Meistens tritt der Herztod aber nicht so plötzlich ein, sondern die Zeichen der Herzschwäche nehmen allmählich zu, es kommt zu Dekompensationserscheinungen, als deren erstes ominöses Symptom Bauchschmerzen, von einer Stauungsleber herrührend, auftreten und Erbrechen, ebenfalls als Stauungssymptom. Die kritischeste Zeit ist das Ende der ersten Woche und die unmittelbar anschließenden Tage. Nach drei Wochen ist die Hauptgefahr vorüber, aber erst nach zwei oder drei Monaten ist jede Gefahr gebannt. Auch die Herzschädigung heilt nach dieser Zeit fast immer ohne Residuen zu hinterlassen aus. Dauerschädigungen des Herzens nach Diphtherie kommen vor, sind aber eine Rarität. Zur Zeit der großen Herzschwäche kann es auch einmal zu einer Embolie kommen, wenn ein Gerinnsel aus dem stagnierenden Blut des dilatierten Herzens in den offenen Kreislauf gelangt. Dabei kann es zu einer Hirnembolie mit zentraler Lähmung kommen oder zu einer Extremitätengangrän durch Verstopfung einer peripheren Arterie. Solch ein Vorkommnis verschlechtert noch die ohnehin triste Prognose einer schweren diphtherischen Herzschwäche.

Eine Erscheinung bei der Rachendiphtherie sei noch erwähnt, nämlich die Nierenschädigung. Bei stärkerer Diphtherie findet man in den ersten Tagen meistens Albumen im Harn, gelegentlich in nicht ganz geringen Mengen. Die febrile Albuminurie ist hier gewissermaßen durch das Diphtheriegift intensiviert. Mit dem Fieberabfall verschwindet die Eiweißausscheidung bald. Eine ausgesprochene Nierenerkrankung im Sinne einer Nephrose ist selten und geht, wenn vorhanden, mit der Diphtherie zugleich in Heilung über. Urämische Zustände treten dabei kaum jemals auf.

Auf die bakteriologische Untersuchung wurde nicht eingegangen, weil die Diagnosestellung und insbesondere die Indikation zur Serumtherapie allein aus dem klinischen Bild abgeleitet werden soll.

Die maligne Form der Diphtherie.

Wegen der besonderen Wichtigkeit möchte ich noch einmal auf den schwersten Grad der Diphtherie hinweisen, welcher als maligne Diphtherie bezeichnet wird. In den meisten Fällen ist die maligne Diphtherie die Diphtherie eines Kindes, welches aus angeborener Konstitution oder vorübergehend nach schweren Krankheiten ein besonders schlechter Antitoxinbildner ist; ein solcher Organismus ist der Infektion schutzlos preisgegeben, so daß sich die Krankheit außerordentlich schnell ausbreiten kann und bald in die tödliche Form übergeht. Die Vergiftung mit Diphtheriegift entwickelt sich so schnell, daß bald nach dem Auftreten der ersten Symptome auch schon die letale Schädigung des

Herzmuskels eingetreten ist, so daß dann jede Behandlung zu spät kommt. Daher ist es so wichtig, möglichst frühzeitig die Serumeinspritzung durchzuführen, bevor noch die tödliche Schwelle der Herzschädigung erreicht ist.

In manchen Fällen kommt die maligne Diphtherie vielleicht auch durch die Mischinfektion mit Streptokokken nach Art einer Sepsis zustande (septische Diphtherie).

Manchesmal kann die Ursache auch in einer besonderen Bösartigkeit der infizierenden Diphtheriebazillen liegen.

Klinisch ist die maligne Diphtherie durch das besonders rasche Wachstum und die damit zusammenhängende starke Ausbreitung der Membranen ausgezeichnet. Die Membranen sind anfangs oft glasig durchscheinend, bald werden sie mißfarbig, bräunlich und von Blutungen durchsetzt. Der Fötor aus dem Munde ist eindringlich. Die Tonsillengegend ist ganz verschwollen. Die Schwellung der Halslymphdrüsen ist so stark, daß der Hals oft breiter ist als der Kopf. Der Kopf kann wegen der starken Drüsenvergrößerung gar nicht nach vorne gebracht werden, sondern wird hintenüber gebeugt gehalten. Die geschwollenen Halslymphdrüsen können beim Tasten nicht abgegrenzt werden, sondern liegen im ödematösen Gewebe ohne deutliche Grenzen eingebettet (periglanduläres Oedem). Der Allgemeinzustand ist sehr schlecht und die Blässe ist hochgradig. Sehr bald stellen sich die Zeichen der schweren Herzschädigung ein; Stauungserbrechen und die Bauchschmerzen der Stauungsleber lassen das Erlahmen der Herzkraft erkennen, und 6, 8 oder 10 Tage nach Beginn der Erkrankung stirbt das Kind. Ist es nicht zur tödlichen Herzschädigung gekommen, so zieht sich die Rekonvaleszenz, gelegentlich mit Rezidiven der lokalen Membranbildung, durch viele Wochen hin und starke Lähmungserscheinungen beherrschen das Bild. Schließlich kommt es aber doch zur Heilung.

Die Serumbehandlung der Diphtherie.

Das Heilmittel gegen die Diphtherie ist das Serum. Mag die Diphtherie in welcher Form immer auftreten, als Haut-, Augen- oder Kehlkopfdiphtherie, in jedem Fall muß als die erste therapeutische Maßnahme die Injektion von Diphtherieheilserum durchgeführt werden. Dann erst kommt die lokale Behandlung, wenn eine solche nötig ist. (Eine Ausnahme kann höchstens einmal ein Krupp machen, wenn ein Erstickungsanfall die sofortige Freimachung des Atemweges erfordert.)

Die Serumbehandlung soll möglichst frühzeitig erfolgen. Sobald der Arzt bei der Untersuchung die Diagnose Diphtherie gestellt hat, muß er auch schon an die

Injektion schreiten. Deshalb ist es dort, wo eine Apotheke weit entfernt ist, nötig, daß der Arzt Serum bei sich hat. Jede längere Verzögerung kann unter Umständen bewirken, daß aus einer heilbaren Diphtherie eine maligne, tödliche wird. Bei dem einen Fall dauert es vielleicht vier Tage, bis die tödliche Vergiftung zustande kommt, bei einem anderen Fall ist es nach 24 Stunden schon zu spät. Da man aber nie wissen kann, wie schnell sich eine Diphtherie verschlechtert, so darf die Seruminjektion nicht verzögert werden. In den malignen Fällen ist zumeist freilich schon vor der Berufung des Arztes die tödliche Herzschädigung eingetreten.

Was soll man nun bei einem Fall machen, den man nur als Diphtherie„verdacht" bezeichnen kann, weil die Symptome unvollständig und wenig ausgesprochen sind? Wenn man nicht die Möglichkeit hat, die weitere Entwicklung der Krankheit noch am selben Tag zu kontrollieren, so wird man auch hier Serum verabfolgen, um nicht durch ein Versäumnis Schaden zu verursachen. Besonders in Zeiten von Diphtherieepidemien ist es vielleicht der beste Grundsatz, in jedem verdächtigen Fall alsbald Serum zu spritzen, wenn man die Diphtherie nicht sicher ausschließen kann.

Wie viel Serum muß man im einzelnen Fall injizieren? Bei der Dosierung des Diphtherieheilserums kommt es nicht auf die Quantität der Flüssigkeit des Serums an, sondern auf die Menge der im Serum enthaltenen Antitoximeinheiten. Manches Serum enthält in einem Kubikzentimeter nur 100 Antitoxineinheiten, manches Serum dagegen in der gleichen Menge 1000 Antitoxineinheiten. Das hängt von den immunbiologischen Fähigkeiten des betreffenden Pferdes ab, von dem das Serum gewonnen wurde. (Man kann übrigens auch in vitro auf technischem Weg eine Konzentrierung des Antitoxingehaltes im Serum erzielen.) Die Dosierung hat vor allem die Menge der zu verabfolgenden Antitoxineinheiten zu berücksichtigen; nebenbei wird man freilich auch darauf Bedacht nehmen, ob man die gewünschte Antitoxinquantität in niedrig- oder hochkonzentrierter Form zuführt, ob man also dazu größere oder geringere Serummengen einverleiben muß; denn je mehr Serum man einspritzen muß, um so wahrscheinlicher ist das Auftreten einer Serumkrankheit. Bei einer leichten Diphtherie, wo man wenig Antitoxin braucht, kann man also niedrig konzentriertes Serum verwenden und trotzdem ist die einverleibte Serummenge nicht groß. Bei schwereren Diphtherien, wo oft 20.000 oder 30.000 Antitoxineinheiten zugeführt werden müssen, wird man hochkonzentriertes Serum verwenden, damit die injizierte Serummenge nicht zu beträchtlich ist und das Auftreten eines starken Serumexanthems vermieden wird. Es ist aber auch zu bedenken, daß hochkonzentriertes Serum viel teurer ist als niedrigkonzentriertes Serum.

Bei der **Bestimmung der Antitoxinmenge** richtet man sich nach zwei Gesichtspunkten, nämlich **nach der Schwere der Krankheit** und nach dem **Körpergewicht** des Kindes. Eine leichte Diphtherie, bei der nur wenig Gift produziert wird, braucht nur eine mäßige Antitoxinmenge; ein schwerer Fall, bei dem viel Toxin erzeugt wird, braucht viel Antitoxin zur Neutralisation des Giftes, damit dieses von der Verankerung an den Körperzellen abgelenkt wird.

Nach der Schwere der Krankheit und des Krankheitsbildes kann man die Diphtherien einteilen in leichte oder lokalisierte Formen, in mittelschwere oder progrediente Formen und in schwere oder maligne Formen. Eine typische leichte Diphtherieform ist die lokalisierte Rachendiphtherie, bei der der Belag nicht über das Gebiet der Tonsillen hinausgeht. Eine progrediente Diphtherie ist z. B. eine Rachendiphtherie, bei der der Belag über die Tonsillen hinaus etwa auch den weichen Gaumen ergriffen hat. Oder wenn neben der Rachendiphtherie auch eine Nasendiphtherie besteht. Als mittelschwere Diphtherie wird auch die Augendiphtherie gewertet, da bei einer Erkrankung der Kornea schwere Folgen für das Sehvermögen eintreten können. Die schwere Diphtherie ist durch die große und schnelle Ausbreitung des Belages, durch die starke Drüsenschwellung mit dem periglandulären Oedem und durch die rasch einsetzenden Vergiftungserscheinungen gekennzeichnet. Den diphtherischen Krupp stellt man bezüglich der Behandlung ebenfalls der schweren Diphtherie an die Seite. Dies freilich nur wegen der Eigentümlichkeit der Lokalisation, die die Erstickungsgefahr heraufbeschwört, nicht aber wegen einer besonderen Vergiftungstendenz; im Gegenteil verläuft die Kehlkopfdiphtherie, **wenn nur die Erstickungsgefahr gebannt ist**, oft besonders leicht und ohne ernstere Folgen; Lähmungen treten nach Diphtherie-Krupp selten auf.

Neben der Schwere der Krankheit muß bei der Dosierung des Serums aber auch das Körpergewicht berücksichtigt werden. In einer großen Körpermasse verteilt und verdünnt sich das zugeführte Serum in höherem Grade als in einem kleinen Organismus. Um die zur schnellen Wirkung nötige Konzentration zu erreichen, ist für einen größeren Körper eine größere Serummenge nötig.

Wenn wir nun zur Frage zurückkehren, wieviel Serum oder Antitoxin in jedem einzelnen Fall vonnöten ist, so gibt ein einfaches Schema den besten Anhaltspunkt: Leichte Diphtherien sollen 100 Antitoxineinheiten pro Kilogramm Körpergewicht erhalten, mittelschwere Fälle 300 AE pro kg und schwere Fälle 500 AE pro kg. Es ist aber zu bemerken, daß diese Zahlen eher Minimaldosen darstellen und daß diese knappe Dosierung lieber weitherzig nach oben abgerundet werden soll. Wenn wir beispielsweise bei einem dreijährigen Kind mit 15 kg Körpergewicht eine leichte lokalisierte Rachendiphtherie feststellen, so werden wir mindestens 2000 AE spritzen, sicherer noch 3000 oder 4000 Antitoxineinheiten geben. Bei einem z. B. sechsjährigen Kind mit 22 kg Körpergewicht, das eine Rachen- und Nasendiphtherie aufweist, werden wir 8000 AE injizieren. Und bei dem gleichen Kind mit maligner Diphtherie werden wir 20.000 AE oder gar 30.000 AE verabreichen. Diese ganze Serumdose mit den entsprechenden Antitoxineinheiten werden wir **auf einmal** einspritzen. Mehrmaliges Nachspritzen scheint die Bereitschaft zur Serumkrankheit zu erhöhen. Wir beurteilen die Diphtherie in ihrer Schwere, bestimmen das Körpergewicht ungefähr und geben nun die entsprechende Serummenge. Ein Nachspritzen soll nur dann erfolgen, wenn wir die Schwere der Diphtherie unterschätzt haben und mit der ersten Dosis zu wenig gegeben hätten. Das Nachspritzen kann in den ersten fünf Tagen nach der Erstinjektion ohne weitere Maßnahmen gefahrlos durchgeführt werden.

Die Seruminjektion soll im allgemeinen **intramuskulär** erfolgen. Auf diesem Weg kommt das Serum schneller zur Wirkung, da die Resorptionsbedingungen aus dem Muskel bessere sind als aus einem subkutanen Depot. Die subkutane Injektion ist nur dann am Platz, wenn eine langsame Resorption direkt angestrebt wird, z. B. bei Reinjektionen von Serum, um einen anaphylaktischen Schock zu vermeiden. Die tief intramuskuläre Injektion kann in jede Muskelmasse hinein erfolgen, am besten zu empfehlen ist vielleicht die Streckermuskulatur an der Vorderseite der Oberschenkel. Nach Jodierung der entsprechenden Hautpartie in kleinem Ausmaß sticht man tief in den Muskel ein und injiziert langsam; die Injektionsstelle wird mit Watte bedeckt und mit Mastisol oder Leukoplast verklebt. Sollten nach der Injektion stärkere Schmerzen auftreten, so ist für die nächsten 24 Stunden ein feuchter Umschlag anzulegen. Die intravenöse Injektion bringt das Serum noch schneller zur Wirkung als die intramuskuläre Applikation; es ist diese Anwendungsart bei schweren Fällen sicher nützlich; sie ist aber nur dann erlaubt, wenn der Patient noch niemals Pferdeserum bekommen hat, weil bei Reinjektion von artgleichem Serum auf intravenösem Weg die Gefahr des anaphylaktischen Schocks zu groß ist.

Nach der Injektion von Serum kann es zur Ausbildung einer **Serumkrankheit** kommen. Nicht bei jedem Menschen tritt sie auf; es gehört eine gewisse konstitutionelle Eigentümlichkeit dazu; auch die injizierte Serummenge spielt eine große Rolle: nach großen Serumdosen stellt sie sich viel häufiger ein als nach bescheidenen Serummengen. Ferner ist die Qualität des Serums von Wichtigkeit, altgelagertes Serum ist weniger provozierend als frisches Serum. Da die konzentrierten Sera bei der Diphtherie gestatten die nötige Antitoxinmenge in einem relativ kleinen Volumen zu verabfolgen, so kommt es nur bei einem Teil der Fälle, sagen wir bei etwa einem Drittel der injizierten Kinder, zur Serumkrankheit oder richtiger gesagt zu einzelnen Symptomen der Serumkrankheit, denn der vollausgebildete Komplex, der die Bezeichnung „Krankheit" verdient, kommt nur höchst selten zur Ausbildung. Fast immer beschränkt sich das Bild auf die Entwicklung eines Serumexanthems. Das Serumexanthem ist sozusagen das führende Symptom der Serumkrankheit. Das Serumexanthem ist meistens eine Urticaria oder ein Erythema urticatum, Quaddeln oder Rötungen der Haut; das Charakteristikum ist jedenfalls der starke Juckreiz und die besondere Flüchtigkeit der Hauterscheinungen. Nach wenigen Stunden sind die Hautveränderungen verschwunden, um an einer anderen Stelle wieder aufzutreten. Die ersten Veränderungen sieht man oft in der Umgebung der Injektionsstelle, sonst ist aber für die Lokalisation des Serumexanthems das absolut regellose bezeichnend. Von den anderen Symptomen kommen gelegentlich Temperatursteigerungen und Gelenkschmerzen oder Gelenkschwellungen zur Erscheinung, im Harn kann man mehr oder weniger reichliche Eiweißmengen finden, im Blut kommt es zu einer Eosinophilie. Man wird die Eltern beizeiten auf die Möglichkeit der Entwicklung eines Serumexanthems aufmerksam machen, aber die Angelegenheit für völlig harmlos hinstellen können, da die voll ausgebildete längerdauernde Serumkrankheit wirklich selten ist. Nach zwei, drei oder vier Tagen ist meistens alles wieder vorüber.

Wann und wie lange nach der Injektion **tritt die Serumkrankheit auf?** Das hängt davon ab, ob das Kind zum erstenmal Serum eingespritzt bekam oder ob schon früher einmal Serum injiziert wurde. Wurde zum erstenmal Serum gegeben, so dauert es acht bis zwölf Tage, bis das Serumexanthem erscheint. Meistens ist es der zehnte oder elfte Tag nach der Injektion, an dem der Ausschlag auftritt. In manchen Fällen kann auch schon etwas früher die eine oder andere Quaddel aufschießen, ein reichlicheres Exanthem kommt aber erst zur angegebenen Zeit. Dieselbe lange Inkubationszeit verstreicht auch, wenn das Kind schon vor langer Zeit, vor mehr als fünf Jahren, Serum erhalten hatte. Liegt eine frühere Seruminjektion nicht so lange zurück, sind erst sechs Monate bis fünf Jahre seitdem verstrichen, so kommt die Serumkrankheit mit verkürzter Inkubationszeit, das Serumexanthem tritt schon am fünften oder sechsten Tag nach der neuerlichen Injektion auf. Liegt die Erstinjektion aber eine kürzere Zeitspanne als sechs Monate zurück, so kommt die Serumkrankheit oft in direktem Anschluß an die Reinjektion, mitunter mit starken Oedemen, z. B. des Gesichtes, der Zunge oder irgendeines Körpergebietes. Dabei kann es auch zu schockartigen Kollapserscheinungen kommen. Diese oft bedrohlich aussehenden Zustände gilt es zu vermeiden. Da sie nur auftreten, wenn bei der zweiten, neuerlichen Injektion das Serum der gleichen Tierart genommen wird, wie das erstemal, so kann man jeder Gefahr ausweichen, wenn man nun Serum von einer anderen Tierart verwendet. Im allgemeinen stammen die meisten Heilsera vom Pferd, weil dieses ein guter Immunkörperbildner ist. Diphtherieheilserum, Scharlachheilserum, Tetanusheilserum, Meningokokkenheilserum, Dysenterieheilserum, Typhusheilserum, Erysipelheilserum und manche andere noch sind Pferdesera. Hat also z. B. ein Kind Tetanusheilserum injiziert erhalten und braucht es zwei Monate später wegen einer Diphtherie Diphtherieheilserum, so könnte es zu einer sofortigen Reaktion mit anaphylaktischem Schock kommen, weil das Tetanusserum und das Diphtherieserum Pferdesera sind. Verwendet man statt dessen Diphtherieheilserum vom Rind, so gibt es keine sofortige Reaktion und keine Schockgefahr. Der Verwendung von Rinderserum sind jedoch enge Grenzen gesetzt. Das Rind ist ein schlechter Immunkörperbildner, daher ist das Diphtherieheilserum vom Rind sehr niedrig konzentriert; Konzentrationen von über 100 AE im Kubikzentimeter gibt es im allgemeinen nicht. (Die I. G. Farbenindustrie-Aktiengesellschaft Leverkusen stellt seit neuestem ein 400faches Rinderserum und ein 500faches Hammelserum her.) Für leichte Fälle von Diphtherie genügt ein solches Serum durchaus. Handelt es sich aber um einen schweren Fall, wo eine große Antitoxinquantität nötig ist, so wären sehr große Rinderserummengen nötig. Bei solch großen Serummengen wird die primärtoxische Wirkung des Rinderserums für den Menschen manifest und hohes Fieber und Kreislaufkollaps stellen sich ein. Rinderserum ist also bei einer zweiten

Seruminjektion nur dort zu verwenden, wo man mit kleinen Dosen sein Auslangen findet, bei der Behandlung leichter Fälle oder bei der prophylaktischen passiven Immunisierung. Für Hammelserum gilt ähnliches.

Es gibt aber noch einen anderen Weg, bei einer neuerlich nötigen Serumeinspritzung, die auf eine frühere Seruminjektion in kurzem Intervall folgt, Unannehmlichkeiten zu vermeiden. Und diese Methode hat noch dazu den Vorteil, daß die gleiche Serumart verwendet werden kann wie das erstemal. Man muß lediglich vor der neuerlichen Injektion den Kunstgriff der Desensibilisierung anwenden. Man geht dabei folgendermaßen vor: Es wird von dem zu injizierenden Serum zuerst eine kleine Menge, etwa $1/3$ bis $1/2$ ccm subkutan eingespritzt; dann wird drei Stunden gewartet und nun die Hauptmenge des Serums langsam, im Verlauf von einigen Minuten, subkutan nachgespritzt. Dabei macht es nichts aus, ob nach der Injektion der Mikrodosis lokal eine Urtikaria entstand oder nicht. Sollte diese lokale Reaktion nach einer bis zwei Stunden besonders intensiv ausgefallen sein, so kann man vorsichtigerweise von der Hauptdosis noch einmal $1/2$ ccm injizieren und nach weiteren zwei bis drei Stunden den größeren Rest einspritzen. Auf diese Weise vermeidet man mit ziemlicher Sicherheit starke Allgemeinerscheinungen. Vor jeder Seruminjektion muß man sich somit genau erkundigen, ob das Kind schon einmal Serum bekommen hat und wann das geschehen ist. Wird diese Frage strikte verneint, so kann die Seruminjektion ohne Förmlichkeit durchgeführt werden. Wird aber angegeben, daß vor kürzerer Zeit Serum injiziert wurde, oder kann die Pflegeperson keine sicheren Angaben machen, so ist die Methode der Desensibilisierung anzuwenden.

Kommt es bei der Serumtherapie, bei der sofortigen oder bei der beschleunigten wie bei der normalzeitigen Reaktion zu starkem Exanthem oder zu Oedemen, so kann man zur Abdichtung der Gefäße und zur Herabsetzung der Entzündungsbereitschaft mit Vorteil Kalzium verwenden; innerlich sind pro Tag 3 bis 5 g Calcium chloratum oder Calcium lacticum in Pulverform zu geben. Bei rasch sich ausbreitendem Oedem ist das Kalzium am besten zu injizieren, von Afenil oder dem in Ampullen gelösten glukonsauren Kalk (Sandoz) einige Kubikzentimeter intravenös. Kalzium Sandoz kann auch ohne größere Schmerzen intramuskulär injiziert werden und auf diesem Wege verhältnismäßig rasch zur Wirkung kommen. Eventuell sind auch Adrenalininjektionen wirkungsvoll.

Die Behandlung der Diphtherie ist dank dem Serum in den meisten Fällen eine einfache und erfreuliche Angelegenheit. Auf die möglichst frühzeitige Injektion kommt es an. Und wenn man auch einmal aus zu großer Vorsicht unnötigerweise Serum injiziert hat, ist es kein Schaden, da man mit der Methode der Desensibilisierung eine später nötige Serumeinspritzung gefahrlos machen kann.

Die medikamentöse Behandlung.

Bei einem leichten Fall von Diphtherie, sagen wir z. B. von Rachendiphtherie, ist genug geschehen, wenn das Serum in der entsprechenden Menge gespritzt wurde, wenn ein einfaches Gurgelwasser für die Reinigung des Rachens verschrieben und ein Halswickel angeordnet wurde. Treten keine Komplikationen auf, d. h. keine Lähmungen und Herzschädigungen, dann kann das Kind nach 3 bis 4 Wochen das Bett verlassen. In schwereren Fällen wird man wohl das eine oder andere Symptom behandeln müssen; man vermeide aber jede überflüssige Maßnahme, auch jede unnötige Untersuchung oder mache diese recht schonend, wobei jede Aufregung und Anstrengung vom Kranken fernzuhalten ist, um das geschwächte Herz nicht zu belasten. Pinselungen und Injektionen in die Tonsillen sind zu unterlassen. Da die Muskelschwächen und Lähmungen von selbst restlos abheilen, ist eine Behandlung eigentlich nicht nötig. Vielleicht könnte man durch Strychnininjektionen die Heilung etwas beschleunigen, aber die Aufregung bei der Einspritzung ist eine unnötige Beanspruchung für das wahrscheinlich gleichzeitig geschädigte Herz. Nur wenn die Lähmungen ausgebreitet und intensiv sind und das Herz einwandfrei wenig betroffen ist, dann wird man sich zur Strychnineinspritzung entschließen. Man verwendet dazu $1^0/_{00}$ige Lösungen von Strychninum nitricum (also Strychnin. nitr. 0·01, Aqu. dest. 10·0) und davon wird jeden zweiten Tag $1/_2$ bis 1 ccm subkutan eingespritzt. Wenn man das Strychnin per os verabreichen will, so kann man von der gleichen $1^0/_{00}$igen Lösung jeden Tag 10 oder 20 Tropfen geben. Die Strychninkur soll etwa 10 bis 14 Tage fortgesetzt werden. Man kann bei schweren Lähmungen auch versuchen, durch neuerliche Seruminjektion großer Mengen von Antitoxineinheiten, beispielsweise von 10.000 AE., nachdem vorher vorsichtig desensibilisiert wurde, das am Nervenmuskelapparat verankerte Toxin loszureißen. Man wird aber damit selten einen eindeutigen Erfolg haben. In der späteren Rekonvaleszenz sind auch Galvanisationen der gelähmten Extremitäten oder Faradisationen mit dem „Tonisator", vorsichtige Massage, wie aktive und passive Bewegungen zu versuchen.

Viel wichtiger ist es bei allen schwereren Fällen von

Diphtherie das Sinken der Herzkraft und die Vasomotorenschwäche zu bekämpfen. Koffein und Kampfer sind reichlich zu geben; Koffein intern, bei Kleinkindern täglich 2mal 5 Tropfen einer 10%igen Lösung von Coffeinum natriobenzoicum, bei größeren Kindern 2mal 10 Tropfen; doch ist es angezeigt, das Koffein womöglich nicht nach 4 Uhr nachmittags zu verabreichen, weil sonst die Kinder wegen der exzitierenden Wirkung des Koffeins auf das Großhirn schwer einschlafen können. Kampfer wird besser injiziert, 1 bis 2 ccm einer 10%igen Lösung intramuskulär. Wenn es die geschwächte Herzkraft erfordert, wird man das Risiko der Einspritzung dem Kranken wohl zumuten müssen. Digitalis soll womöglich nicht verwendet werden, da sie die Gefahr einer Embolie in sich birgt; im dilatierten Herzen des Diphtheriekranken kommt es zur Blutstagnation und zu intravitaler Gerinnselbildung; wenn sich unter der Einwirkung der Digitalis das Herz kräftig zusammenzieht, könnte es die Gerinnsel in den peripheren Kreislauf treiben, wo sie irgendwo stecken bleiben und zur Gangränbildung führen.

Hat man bei einer schwereren Diphtherie Zeichen von Herzschwäche gefunden, dann muß der Patient mindestens 2 Monate, besser jedoch 3 Monate im Bett bleiben. Dann erst ist jede Gefahr eines plötzlichen Herztodes vorüber. Solche Kinder sollen auch nachher noch einige Zeit der Schule fernbleiben, sowie Turnen und Schwimmen im gleichen Schuljahr unterlassen.

Sanitäre Maßnahmen bei der Diphtherie.

Was macht man, wenn in einer Familie oder in einem Kinderheim Diphtherieerkrankungen aufgetreten sind? Ist bisher nur e i n Fall vorgekommen, so wird man sich mit einer täglichen Spatelvisite und Naseninspektion für die Dauer der Inkubationszeit oder besser für die Dauer von 2 Wochen begnügen, um jede beginnende Diphtherie alsbald zu erkennen. Meistens erkranken nach einem Diphtheriefall weiterhin jüngere Geschwister, während ältere verschont bleiben.

Sind mehrere, und zwar schwerere Fälle aufgetreten, so wird man sich zur passiven I m m u n i s i e r u n g mit Diphtherieheilserum entschließen; es werden jedem Kind, das noch nicht Diphtherie überstanden hat, 50 AE. pro Kilo Körpergewicht, im ganzen aber nicht mehr als 1000 AE. injiziert. Am besten ist es, wenn man das prophylaktische Serum in der Form von Rinderserum verabreicht, weil dann eine etwa später nötige Injektion von Pferdeserum ohne

Bedenken und Vorbereitungen gegeben werden kann. Dieser Schutz setzt sofort ein, er hält jedoch nur 3 bis 5 Wochen an.

Eine aktive Immunisierung ist im Anschluß an vorgekommene Diphtheriefälle nicht angezeigt, da der durch sie erworbene Schutz erst nach Wochen kommt. Ueberdies schafft die im direkten Anschluß an die aktive Schutzimpfung entstehende „negative Phase" vorübergehend eine Disposition für die Diphtherie, welcher die Immunität erst nach einigen Wochen nachfolgt. Dies gilt auch für die aktive Immunisierung mit Präparaten, welche in Salbenform einverleibt werden sollen.

Die aktive Immunisierung ist nur in epidemiefreien Zeiten vorzunehmen.

Wann darf ein Diphtherie-Rekonvaleszent wieder die Schule besuchen und wann darf er mit anderen Kindern, welche Diphtherie noch nicht überstanden haben, zusammenkommen? Wenn er nicht mehr infektiös ist, d. h. wenn er keine Diphtheriebazillen mehr beherbergt. Dies dauert durchschnittlich 3 oder 4 Wochen. Bei manchen Rekonvaleszenten dauert es auch noch länger. Um die Bazillenfreiheit einigermaßen sicher festgestellt zu haben, sollen drei aufeinanderfolgende Kulturversuche auf Diphtheriebazillen, welche in Intervallen von je drei Tagen angestellt wurden, keine Diphtheriebazillen ergeben haben. Dann kann man die Kinder als nicht mehr ansteckend erklären. (Die Kulturversuche werden auf Löfflernährböden angestellt; man wischt mit einem sterilen Wattestäbchen, je nach dem Sitz der abgelaufenen Krankheit, die Mandelgegend oder die Nasenhöhle aus und bringt dieses Material auf den Nährboden. Nach 20stündiger Bebrütung bei 37^0 wird die Kultur untersucht, ob Diphtheriebazillen gewachsen sind.)

Um die Rekonvaleszenten schneller bazillenfrei zu machen, ist fleißiges Gurgeln anzuraten. Das mechanische Moment beim Gurgeln ist wohl das wichtigste. Man kann aber auch Desinfektionsmittel dem Gurgelwasser zusetzen, z. B. Diphthosan, einen bakteriziden gelben Farbstoff, von dem eine Tablette auf $1/_2$ l Wasser eine geeignete Lösung ergibt. Eine andere Methode, um den Rachen schneller diphtheriebazillenfrei zu machen, besteht darin, daß das Kind sehr häufig, etwa stündlich, Zuckerstückchen im Mund zergehen läßt. Dadurch soll die Mundflora derart geändert werden, daß die Diphtheriebazillen schlechte Lebensbedingungen haben. Wahrscheinlich jedoch ist, daß hier die vermehrte Salivation durch die Zuckerauflösung im Mund die Diphtheriebazillen aus den Nischen hervorholt und durch Verschlucken entfernt und unschädlich macht.

Nicht jedes Kind, das mit Diphtheriebazillen zusammenkommt, erkrankt auch. Zum Haften der Infektion und zur

Erkrankung kommt es nur dann, wenn im Blutserum zu wenig Schutzstoffe (Diphtherieantitoxin) vorhanden sind. Der Schicktest, d. i. die Diphtherietoxinhautprobe, gibt darüber Aufschluß, ob genügend Gegengift vorhanden ist, um die Krankheit zu verhüten. Spritzt man 0·1 ccm einer (gebrauchsfertig erhältlichen) entsprechend verdünnten Diphtherietoxinlösung intrakutan ein, so bildet sich bei Kindern, die kein Antitoxin in ihrem Blut enthalten, die also für Diphtherie empfänglich sind, am Ort der Injektion nach 24 Stunden eine Rötung und Schwellung, welche bis zum dritten Tag noch zunehmen und dann unter Schuppung und Hinterlassung von Pigmentierung verschwinden. Die negative Reaktion bedeutet das Vorhandensein von genügend Schutzstoffen; solche Kinder erkranken auch bei Gelegenheit zur Infektion nicht an Diphtherie, sie können aber Bazillenträger werden.

Der Scharlach.

Das Krankheitsbild des Scharlachs.

Wenn man den Verdacht auf Scharlach hat, so sieht man sich zunächst die Haut an und betrachtet den Ausschlag, wie er aussieht. Der typische Scharlachausschlag besteht aus kleinsten Fleckchen, die zuerst spärlich und blaßrot, später dichtstehend und hochrot sind. Wenn das Exanthem sehr reichlich ist, entsteht leicht der Gesamteindruck einer diffusen Rötung; bei näherer Betrachtung löst sich aber die gleichmäßige Farbe in einzelne rote Spritzerchen auf, so daß die Haut nie die einheitliche glatte Rötung etwa eines Erysipels zeigt. Viele von diesen stecknadelkopfgroßen roten Fleckchen ragen als kleinste Knötchen „follikulär" über das Niveau der Haut hervor und verleihen den befallenen Körperpartien eine rauhe, feingekörnte Beschaffenheit. Bei reichlichem Exanthem ist die Haut durch die Entzündung im ganzen geschwollen und gedunsen und die Ohrmuscheln und Hände z. B. sehen dadurch angelaufen und plump aus. Wenn man durch einen Fingerdruck das Blut aus einer erkrankten Hautstelle verdrängt, so sieht man nach dem Abheben der Finger beim Wiedereinströmen des Blutes zuerst die Fleckchen rot werden, wodurch die makulöse Beschaffenheit des Exanthems deutlich sichtbar gemacht wird. Es kommt vor allem darauf an, festzustellen, ob der Ausschlag kleinfleckig und follikulär ist.

Die zweite Aufgabe ist nachzusehen, wo das Exanthem lokalisiert ist. Das Scharlachexanthem befällt hauptsächlich den Stamm, an der Brust oder am Hals beginnend und über Bauch und Rücken absteigend; bei reichlicher Aussaat werden auch die Extremitäten in stärkerem Maße befallen, so daß man in vielen Fällen die follikulären Knötchen bis auf die Finger- und Zehenrücken hinunter verfolgen kann. Die Beugeseiten der Extremitäten werden vielleicht etwas stärker befallen als die Streckseiten, die wärmeren Hautpartien werden meistens stärker bevorzugt, besonders dort, wo Hautfläche an Hautfläche liegt, wie z. B. an der Innenseite der Oberschenkel.

Wichtig ist es festzustellen, daß das Gesicht vom eigentlichen fleckigen Exanthem nicht befallen ist. Stirn und Wangen sind wohl hochrot gefärbt, aber die Hyperämie ist gleichmäßig und nicht im mindesten fleckig und exanthemförmig. Im auffallenden Gegensatz zu den roten Wangen ist der Mund und das Kinn blaß. Der weiße Mund im roten Gesicht gibt der Facies scarlatinosa das charakteristische Gepräge (weißer Mundring).

An der Haut wollen wir noch zwei weitere Symptome, die für die Scharlachdiagnose verwertbar sind, beobachten. Das eine ist die besondere Gefäßbrüchigkeit, die bei stärkerem Scharlach schon zu spontanen Kapillarblutungen führt. Solche kleinste Blutaustritte findet man an den Stellen mit zarter Haut, also am Hals, an den Achselfalten, an den Ellenbeugen und in den Leisten. Man kann diese Hautblutungen zu diagnostischen Zwecken auch provozieren, am besten indem man auf der Brust unter dem Schlüsselbein eine kleine Hautfalte mit den Fingern aufhebt und etwas quetscht; man erzeugt damit punktförmige Blutaustritte, welche jedenfalls bei Scharlach deutlicher und intensiver sind als bei anderen Exanthemen.

Das zweite Symptom, welches wir noch an der Haut des frischen Scharlachs beobachten wollen, ist eine gewisse leichte Gelbfärbung, ein „Subikterus", welcher sich unter einer lebhaften Scharlachrötung verbergen kann, aber durch Anämisierung einer Hautstelle durch Fingerdruck gut zur Anschauung gebracht werden kann. Es handelt sich nicht um eine echte Gelbsucht durch Bilirubinvermehrung im Blut und in den Gewebssäften. Immerhin kann es bei manchen Kindern zu einem starken Juckreiz kommen, so daß die Haut ganz zerkratzt ist.

Was bei einem frischen Scharlach auf der Haut zu besehen ist, haben wir zur Diagnosestellung herangezogen und gehen nun an die Untersuchung des Rachens. Die Untersuchung des Rachens wird nahegelegt durch die Angaben vieler, insbesondere der größeren Kinder, daß sie Halsschmerzen haben, oder bei kleineren Kindern dadurch, daß sie nicht recht schlucken wollen. Schaut man in den Mund hinein, so findet man den Rachen gerötet. Ein düsteres Rot, das Enanthem, bedeckt den weichen Gaumen, die Uvula, die Gaumenbögen und die Tonsillen. Die Tonsillen sind oft stark geschwollen, bisweilen mit lakunären oder konfluierenden, schmierig gelben, eitrigen Belägen bedeckt. Jedenfalls fehlt meistens die saubere reine weiße Farbe der fibrinösen Diphtheriemembranen. Oft kommt es zur Nekrose des Tonsillengewebes. Diese Angina necroticans verdankt ihre Entstehung dem Scharlach selbst, nicht etwa dem Diphtheriebazillus. Freilich kann einmal eine

Kombination von Scharlach mit echter **Diphtherie** vorkommen.

Bis der Scharlachausschlag **und** die Angina deutlich ausgebildet sind, vergehen **zwei oder** drei Tage und solange ist es oft zweifelhaft, **ob es** sich wirklich um einen Scharlach handelt. Man **kann** aber schon aus einigen Erscheinungen gleich **am** Beginn der Krankheit den Verdacht auf Scharlach mit einer gewissen Berechtigung hegen. Hierher gehört das zumeist plötzliche B e g i n n e n d e r K r a n k h e i t : In wenigen Stunden entwickelt sich oft ein starkes Krankheitsgefühl. Ziemlich unvermittelt wird das vorher muntere und lustig spielende Kind blaß, fühlt sich krank, klagt über Kopfschmerzen und Uebelkeit und verlangt nach dem Bett. Auch der Temperaturanstieg ist ein ziemlich plötzlicher; in wenigen Stunden sind Werte über 39^0 und 40^0 erreicht. Die Krankheit setzt gewissermaßen brutal ein. Ein anderes Symptom, welches für den Scharlachbeginn sehr charakteristisch ist und bei der Diagnosenstellung ins Kalkül gezogen werden muß, ist das E r b r e c h e n. Das Erbrechen ist ein so markantes Anfangssymptom, daß es bei sonst nicht zum Brechen neigenden Kindern den Verdacht auf Scharlach wachrufen muß.

Beim Vorhandensein von allen diesen Symptomen ist die Diagnose leicht. Schwieriger ist sie, wenn die Angina und das Exanthem nur schwach ausgebildet sind oder wenn man zum Kind gerufen wird, nachdem das Exanthem schon verschwunden ist; doch gibt es gerade beim Scharlach genug Möglichkeiten, in vielen Fällen nachträglich noch zu einer sicheren Diagnose zu gelangen. Einer der frühesten Hinweise ist das Verhalten der Z u n g e . Die Zunge ist bis zur Höhe der Krankheit mit einem dicken graugelben Belag aufgequollener Epithelien versehen. Am dritten oder vierten Tag beginnt sie ihren Belag von den Rändern und von der Spitze her abzustoßen. Zuerst überragen die Papillen der Schleimhaut mit ihren roten Spitzen körnchenförmig das Graugelb des Belages, nach zwei bis drei Tagen ist die Zunge ganz rein geworden und es hat sich die typische Himbeer- und Erdbeerzunge entwickelt, welche nun hochrot und verdickt und mit geschwollenen roten Follikeln bedeckt ist. Eine zuerst belegte Zunge, welche sich nachher reinigt und zu einer typischen Himbeerzunge wird, ist für Scharlach ziemlich beweisend.

Ein weiterer Hinweis auf Scharlach, der bald nach dem Beginn der Krankheit auftritt und für eine Reihe von Tagen bestehen bleibt, ist das eigentümliche Verhalten des w e i ß e n B l u t b i l d e s . Der Scharlach zeigt in den ersten Tagen der Krankheit, wie viele andere Infektionskrankheiten, einen Anstieg in der Zahl der weißen Blutkörperchen; die Leukozytose beträgt etwa 17.000 bis 20.000 Zellen und besteht vorwiegend aus neutrophilen Leukozyten. Während aber bei den anderen Infektionen eine neutrophile Leukozytose immer mit einer Verminderung oder gar mit einem Verschwinden der eosinophilen Zellen einhergeht, kommt es beim Scharlach zu einem Anstieg der Eosinophilen, der etwa am Ende der ersten Krankheitswoche seinen Höhepunkt erreicht und oft 10 bis 15% beträgt. Auch geringere Eosinophilien sind für Scharlach sprechende Hinweise, sofern sie 4%, die Grenze des normalen Wertes, übersteigen. Die Beeinflussung des **roten Blutbildes** ist weniger charakteristisch, kann aber auch zur Festigung der Scharlachdiagnose herangezogen werden. Die meisten Infektionen machen eine gewisse Anämie und die Rekonvaleszenten nach vielen Infektionskrankheiten sehen deswegen bekanntermaßen blaß aus. Besonders blaß aber sind die Scharlachrekonvaleszenten, ihr Hämoglobingehalt geht oft auf 60% und noch geringere Werte herunter. Es liegt nahe, die besonders starke Anämie beim Scharlach auf die spezielle hämolytische Tätigkeit der Scharlachstreptokokken zu beziehen. Und mit dieser besonders intensiven Zerstörung des Blutes beim Scharlach hängt wohl auch die **starke Urobilinausscheidung im Harn** wie die subikterische Verfärbung der Haut zusammen. Der Harn des Scharlachkranken ist immer dunkel, rotbraun gefärbt durch seinen reichlichen Gehalt an Urobilinogen oder richtiger an Urobilin. Der große Urobilinogengehalt läßt sich leicht mit Ehrlichs Reagens nachweisen. Auf Zusatz von wenigen Tropfen des Ehrlichschen Aldehyds zu 1 bis 2 ccm **frischen** Harns tritt nach dem Schütteln alsbald eine deutliche Rotfärbung, ohne daß gekocht wurde, auf. Die Reaktion wird meistens erst am dritten Scharlachtag positiv, erreicht ihre größte Stärke um den fünften Krankheitstag und nimmt dann allmählich ab. Differentialdiagnostisch ist der positive Ausfall besonders gegen scharlachähnliche Röteln zu verwerten.

Eine meistens früh einsetzende Komplikation des Scharlachs ist die **Synovitis scarlatinosa** oder das Scharlachrheumatoid. Diese Gelenkserkrankung tritt in der Regel schon am Ende der ersten Woche auf und ist im Zusammenhalt mit anderen Scharlachresiduen oft recht charakteristisch für einen ablaufenden Scharlach. Sie ist nicht so selten und ist bei etwa jedem 15. bis 20. Fall nachzuweisen. Die Scharlachsynovitis hat viel Aehnlichkeit mit dem akuten Gelenksrheumatismus, sie ist aber weniger schmerzhaft, ist flüchtiger und ist frei von Rezidiven. Es handelt sich um Rötung und Schwellung der Gelenke mit Schmerz und Hitze; die Beschwerden können gering sein, bisweilen aber ist die Schmerzhaftigkeit auch groß. Nach mehrtägigem Bestand verschwinden die Symptome und das Fieber. Bei der Synovitis scarlatinosa werden Hand- und Fußgelenke und die kleinen Fingergelenke in erster Linie befallen. Oft besteht ein symmetrisches Befallensein der Gelenke. Die Prognose ist gut, in kurzer Zeit kehrt die volle Beweglichkeit der Gelenke zurück. Ein wichtiger Unterschied gegenüber dem akuten Gelenksrheumatismus besteht darin, daß fast nie eine Endokarditis auftritt und daß Salizyl keine eindeutige Beeinflussung der Krankheit bewirkt.

Einen der allerwichtigsten Beweise für einen abgelaufenen Scharlach bildet die Schuppung der Haut. Die Scharlachschuppung beginnt etwa am Ende der ersten Krankheitswoche, dort, wo die Haut am zartesten ist, und dort, wo auch das Exanthem begonnen hat. Am Hals, auf der Brust, am Bauch werden fein kleienförmig die Hornschichten der Epidermis abgestoßen. Auch im Gesicht, wo kein Exanthem, sondern nur eine Hyperämie bestanden hatte, kommt es zur Schuppung, besonders deutlich und anhaltend an den Ohrmuscheln. Die Schuppung setzt sich bald über den ganzen Körper fort und endet nach vier bis sechs Wochen an den Handflächen und Fußsohlen, wo die dicken Hornlagen oft in Form großer, zusammenhängender Lamellen, manchmal bei derber Haut sogar in Form von ganzen Fingerlingen abgestoßen werden. Je intensiver das Exanthem, desto frühzeitiger und reichlicher im allgemeinen die Schuppung, doch schuppt meistens auch die Haut, die nur ein geringes oder gar kein Exanthem aufgewiesen hatte. Von besonderer diagnostischer Wichtigkeit ist die Schuppung an den Enden der Finger und Zehen, die auch bei geringer allgemeiner Abschuppung nicht fehlt und für einen überstandenen Scharlach beweisend ist. Die lokalisierte Schälung an den Fersen ist dagegen nicht beweisend für Scharlach, da sich hier die Haut bei bettlägerigen Kranken überhaupt leicht ablöst.

Eine andere Hauterscheinung, welche für einen abgelaufenen Scharlach spricht, ist das sogenannte Scharlach-Spätexanthem. Bei aufmerksamer Beobachtung ist es etwa in einem Drittel der Fälle zu finden. In der zweiten und dritten Woche kommt es am Bauch, in der Glutäalgegend, an den Schenkeln oder am Knie zu anfänglich rosa gefärbten, aber bald gelbbraun werdenden, streifignetzförmigen Hautveränderungen; die obersten Epidermisschichten werden rissig und bilden oft kleine fettige Schuppen, während sich an diesen Stellen die tieferen Schichten durch die dunklere Färbung und durch Trockenheit abheben. Niemals jedoch sind diese Partien nässend. Manchmal treten die leichtesten Grade des Spätexanthems auch als lokales Rauhsein der Haut auf. Das Spätexanthem ist für Scharlach spezifisch, es kommt nach keinem anderen Exanthem vor. Es kann durch Hautreize, z. B. durch Auflegen von Leukoplast, provoziert werden. Fieber besteht dabei nicht und es ist nicht mit einem Scharlachrezidiv zu identifizieren. Wir haben aber Uebergehen von Spätexanthem in Rezidiv beobachten können. Freilich treten alle diese Hautveränderungen besonders deutlich hervor, wenn das primäre Scharlachexanthem stark ausgebildet war.

Man kann zur Scharlacherkennung auch immunbiologische Methoden heranziehen. Eine von diesen ist die S c h a r l a c h t o x i n h a u t p r o b e oder der Dicktest. Die Dickprobe beruht auf dem Nachweis der Antikörperproduktion. Bei einem gegen Scharlach nicht immunen Menschen macht die intrakutane Einspritzung von Dicktoxin, d. h. von Scharlachstreptokokken-Kulturfiltrat eine Entzündung, eine Rötung und Schwellung an der Injektionsstelle; die Dickreaktion ist positiv. Durch das Ueberstehen des Scharlachs wird der Mensch gegen das Gift immun und die Einverleibung des Giftes kann nunmehr keine Entzündung hervorrufen, die Dickprobe ist negativ. Nachprüfungen haben ergeben, daß die Dickprobe nur bei einem Teil der Fälle zuverlässige Ergebnisse liefert; bei mindestens einem Viertel der Fälle ergaben sich Unstimmigkeiten, indem Kinder, welche vordem eine negative Dickprobe gezeigt hatten, nachher dennoch an Scharlach erkrankten und anderseits wieder Scharlachrekonvaleszenten Dickpositiv blieben. Die praktische Bedeutung dieser Hautreaktion ist also nicht allzu groß. Die Technik des Dicktests besteht darin, daß man die in den Abpackungen vorgesehene starke Verdünnung des Giftes in der Menge von $1/10$ bis $2/10$ ccm intrakutan einspritzt; nach etwa $1/2$ bis 1 Tag zeigt sich das positive Ergebnis in einer Infiltration und lokalen Rötung von ein bis mehreren Zentimeter Durchmesser. War im Beginn der fraglichen Krankheit die Dickprobe positiv gewesen und ist sie nach etwa drei Wochen negativ geworden, dann hat es sich sicher um einen Scharlach gehandelt.

Eine andere immunbiologische Reaktion mit im allgemeinen größerer Beweiskraft ist das A u s l ö s c h p h ä n o m e n beim Scharlach. Wenn man das Serum eines sicheren Scharlachrekonvaleszenten in die Haut eines sicheren frischen Scharlachfalles, dort wo das Exanthem am schönsten entwickelt ist, einspritzt, so wird nach 6 bis 24 Stunden an dieser Stelle der Scharlachausschlag verschwinden und die Haut auf einem etwa münzengroßen Bezirk blaß. Man muß etwa $1/2$ ccm Serum rein intrakutan injizieren. Man kann dieses Auslöschphänomen zur Scharlachdiagnose nun in zweierlei Weise anwenden. Zuerst einmal als „direktes" Auslöschphänomen, wenn mit einem sicheren Scharlachrekonvaleszentenserum (entnommen in der vierten Woche einer komplikationslosen Krankheit) ein fragliches Exanthem geprüft wird. Wird dieses fragliche Exanthem ausgelöscht, dann ist es ein echtes Scharlachexanthem; wird es nicht ausgelöscht, dann ist es kein Scharlachausschlag. Man kann die Methode aber auch indirekt anwenden, wenn ein fragliches Serum an einem sicheren Scharlach geprüft wird. Haben wir also eine unklare Erkrankung zu prüfen, so warten wir, bis dieser Patient sich nach drei Wochen in guter Rekonvaleszenz befindet, entnehmen dann sein Serum und injizieren es in ein frisches, sicheres Scharlachexanthem. Wird das Exanthem ausgelöscht, so ist das Serum vermutlich ein Scharlachrekonvaleszentenserum. Löscht es nicht aus, dann ist der Rekonvaleszent nicht scharlachkrank gewesen. Man kann mit der indirekten Methode auch schon zur Zeit der frischen Erkrankung diagnostische Rückschlüsse ziehen; gibt das Serum eines Patienten mit fraglichem Exanthem zu dieser Zeit bei einem sicheren Scharlach eine Auslöschung, so handelt es sich beim fraglichen Ausschlag mit größter Wahrscheinlichkeit nicht um Scharlach. Bildet sich keine deutliche Aufhellung, so ist dieser negative Befund nicht sicher zu verwerten.

Es ist deswegen so wichtig, nötigenfalls auch nachträglich noch die Diagnose zu stellen, da der Scharlach bis weit in die Rekonvaleszenz hinein, etwa für sechs Wochen, infektiös ist.

Die Serumtherapie des toxischen Scharlachs.

Der schwere Scharlach ist durch drei Symptome charakterisiert, welche nicht in einem Lokalbefund ihre Ursache haben, sondern direkt auf der Vergiftung mit dem Scharlachgift beruhen. Diese toxischen Erscheinungen sind das hohe Fieber, die Vergiftung des Zentralnervensystems und die Schädigung des Kreislaufs.

Ein Scharlach mit einer Temperatursteigerung, die unter 38^0 bleibt, ist ein leichter Scharlach, ein Scharlach mit Fieber zwischen 38^0 und 40^0 ist eine mittelschwere Form und ein Scharlach mit Fieber über 40^0 ist ein schwerer, toxischer Scharlach. Wenn ein Scharlachpatient im Bett ruhig liegt, aber auf Anruf gleich reagiert, ist die Vergiftung des Gehirns nicht arg. Wenn der Kranke aber den ganzen Tag mit benommenem Sensorium dahindöst, bei der Anrede sich schwer orientiert und in der Nacht stark deliriert, dann ist es ein toxischer Scharlach. Endlich, wenn der

Kreislauf schlecht ist, wenn der Puls klein und weich ist und sehr beschleunigt geht, wenn zum Zeichen der Herzschwäche die Lippen zyanotisch oder gar auch das Scharlachexanthem bläulich ist, dann ist es ein toxischer Scharlach.

Diese drei Zeichen des schweren Scharlachs, auch wenn nur eines von ihnen vorhanden ist, verlangen nach der Behandlung mit S c h a r l a c h h e i l s e r u m. Das Heilserum kann diese toxischen Symptome beseitigen; die lokalen Veränderungen, wie z. B. eine Angina necroticans, werden dagegen nicht beeinflußt, spätere Komplikationen nicht verhütet.

Welches Serum soll man verwenden? Es sollte vor allem das k o n z e n t r i e r t e M o s e r - D i c k - S c h a r l a c h - H e i l s e r u m zur Anwendung kommen. Davon muß man eine Ampulle mit 20 ccm intramuskulär spritzen. Da das Serum vom Pferd stammt, sind alle diesbezüglichen Kautelen (siehe Seite 23) zur Verhütung des Serumschocks zu beachten. Die Einverleibung soll möglichst frühzeitig erfolgen, womöglich in den ersten drei Krankheitstagen; nur dann ist ein guter Erfolg zu erwarten. Wird erst später gespritzt, so kann man meistens keinen günstigen Einfluß der Injektion feststellen. In einem sehr schweren Fall wird man aber trotzdem die Einspritzung noch durchführen, da man sonst gegen die Krankheit machtlos ist. Wenn das Serum rechtzeitig gespritzt und daher wirksam wird, so kann man meistens schon nach 12 Stunden den günstigen Erfolg erkennen. Die Temperaturkurve geht kritisch herunter, das Sensorium wird freier und die Kreislaufverhältnisse bessern sich, insbesondere der Puls wird voller. Geht die Fieberkurve nicht herunter, so bessern sich auch die anderen toxischen Symptome nicht. Dann kann am nächsten Tag eine neuerliche Einspritzung vielleicht noch Erfolg bringen. Die Erfolge der Scharlachserumbehandlung sind oft so eindeutig, daß man bei keinem schweren Scharlachfall versäumen soll, das Serum anzuwenden.

Da jeder schwerere Scharlach mit einer Herzmuskelschädigung einhergeht, so ist von Cardiacis reichlich Gebrauch zu machen. Koffein und Kampfer müssen den Kreislauf stützen und entscheiden dadurch bisweilen den Ausgang der Krankheit.

Die medikamentöse Behandlung.

Jeder Scharlach, auch der leichte, soll mindestens vier Wochen im Bett bleiben. Hat sich aber eine Nachkrankheit eingestellt, dann verlängert sich die Zeit der Bettruhe bis auf sechs Wochen.

Bei sehr hohem Fieber können Wickel von gestandenem Wasser gemacht oder Abkühlungsbäder verabreicht werden, welche mit Körpertemperatur beginnen und im Verlauf von 10 oder 15 Minuten auf 30^0 C ($= 24^0$ R) heruntergehen. Solche Bäder sollen aber in Gegenwart des Arztes gemacht werden, da Kollapsgefahr besteht.

Waschen ist erlaubt, das Reinigungsbad im allgemeinen vom 14. Krankheitstag ab, wenn kein Fieber besteht. Zur Zeit der Schuppung sind t ä g l i c h e Bäder mit nachheriger Einfettung der Haut angezeigt. Es ist selbstverständlich, daß zur Zeit der Scharlachangina gegurgelt wird; dazu können 1%ige H_2O_2-Lösungen genommen werden oder Salbeitee oder eine Boraxlösung (bereitet aus $^1/_2$ Kaffeelöffel Borax auf 1 Glas Wasser). Auch Formaminttabletten können die Patienten im Mund zergehen lassen. Um den Hals werden Umschläge von gestandenem Wasser gemacht, die dreistündlich gewechselt werden sollen. Ist die Drüsenschwellung stark, so sind kalte Umschläge am Platz, unter Umständen sogar eine Eiskrawatte. Zeigt sich, daß es zur Einschmelzung der Drüse kommen will, so sind warme Applikationen, z. B. in Form von Breiumschlägen oder Antiphlogistine anzuwenden. Zu inzidieren ist erst, bis der Abszeß bis unter die Haut fortgeschritten ist. Die Nase ist mit 3%igem Borvaselin einzufetten. Bei Ohrenschmerzen ist 3%iges Karbolglyzerin oder Otalgan einzuträufeln; wenn es zum Ohrenfluß gekommen ist, soll das eitrige Sekret einige Male des Tags durch Einträufelung von 3%igem H_2O_2 oder lauem Wasser entfernt werden. Bei drohender Mastoiditis soll das Kind mit dem kranken Ohr auf dem Thermophor liegen; manchmal ist die Operation nötig.

Gegen das Hautjucken ist mit 1%igem Thymollanolin einzufetten. Die rheumatischen Gelenke sind in Watte einzupacken und ruhig zu lagern; man wird Natrium salicylicum oder Aspirin mehrmals des Tages geben, bei Kleinkindern 0·1 bis 0·2 pro dosi, bei Schulkindern 0·3; es ist aber nur selten eine deutliche schmerzstillende Wirkung zu erkennen; besser ist vielleicht Atophan 0·3 zwei- bis dreimal täglich.

Die Diät wird der Tradition entsprechend drei Wochen lang eiweißarm gehalten (wobei Rindsuppe, Fleisch, Käse und reichlicher Eigenuß verboten werden), weniger aus der Ueberzeugung des Arztes als wegen der Aengstlichkeit der Eltern. Während der anfänglich starken Schluckbeschwerden ist flüssige und dünnbreiige Form der Nahrung nötig. Die Behandlung der Nephritis ist auf Seite 40 auseinandergesetzt.

Die Rekonvaleszenten sollen, nachdem sie sechs Wochen lang isoliert waren, noch zwei weitere Wochen der Kräftigung und dem Spazierengehen widmen, dann können sie wieder zur Schule gehen und dort auch wieder am Turnen und Schwimmen teilnehmen. Bestehen nach sechs Wochen noch Nachkrankheiten, so ist die Isolierungszeit entsprechend zu verlängern. Das Krankenzimmer ist nach Aufhebung der Isolierung zu desinfizieren.

Das zweite Kranksein beim Scharlach:
Die Nephritis.

Der Scharlach ist eine Krankheit, welche oftmals lange dauert. Es braucht bisweilen fünf oder sechs Wochen, bis die Genesung vollständig ist. In mehreren Attacken muß der Kampf mit dem Erreger immer wieder aufgenommen werden, bis der Organismus endgültig gesiegt hat. Eine der markantesten Attacken ist das sogenannte „zweite Kranksein". Der Ausdruck soll andeuten, daß es sich nicht um eine zufällige Komplikation handelt, sondern daß die Schädigung durch das Scharlachvirus entsteht und prinzipiell zum Scharlach gehört. Allerdings tritt das zweite Kranksein nur in einem Teil der Fälle auf. Das Prinzipielle zeigt sich auch darin, daß die Erscheinungen des zweiten Krankseins zu einem bestimmten Zeitpunkt der Rekonvaleszenz kommen, am häufigsten in der dritten Krankheitswoche. Es muß gewissermaßen eine Inkubationszeit ablaufen, bis der Körper neuerdings, nun vielleicht allergisch geworden, auf das Krankheitsgift reagiert. Hat sich der erste Kampf im Blut, im Rachen und auf der Haut abgespielt, so geht jetzt die Abwehr in den Halslymphdrüsen, im Ohr und in der Niere vor sich. Vielleicht erkrankt jetzt die Niere deswegen, weil sich der Körper der Krankheitsstoffe auf diesem Ausscheidungsweg zu entledigen trachtet. Die Manifestationen des zweiten Krankseins bestehen somit in einer **Nierenentzündung** oder in einer **Lymphdrüsenentzündung am Hals** oder in einer **Otitis**; freilich können auch zwei oder alle drei von diesen Erscheinungen gleichzeitig vorhanden sein. Bisweilen findet man auch Fieber allein, ohne deutlichen lokalen Organbefund.

Wir besprechen hier zuerst die Verhältnisse bei der **Scharlachnierenentzündung**. Es gibt bekanntlich zwei Formen der Nierenentzündung, welche voneinander scharf abzugrenzen sind. Die eine Form ist die hämorrhagische Nephritis, eine entzündliche Erkrankung der Nierenglomeruli; die andere Form ist die Nephrose, bei der es sich um eine Degeneration der Tubuli handelt. Die Scharlachnierenentzündung ist stets eine typische

Nephritis. Die Unterscheidung der beiden Formen von Nierenentzündung ist sehr leicht und aus den klinischen Symptomen ohne Schwierigkeiten durchzuführen. Die Differenzierung ist deswegen so wichtig, weil die erfolgreiche Behandlung der beiden Arten ganz verschieden ist und weil auch die Prognose eine völlig verschiedene ist. Während die Nephrose durch reichlichen Eiweißgehalt im Harn, durch sehr geringe Harnmengen sowie durch starke Oedeme ausgezeichnet ist, ist die Nephritis vor allem durch den **starken Blutgehalt im Urin** charakterisiert. Die **Harnmenge** ist im Anfang wohl **etwas vermindert**, die Reduktion ist aber nicht bedeutend; dementsprechend sind auch die **Oedeme** nur **gering** und verschwinden bald. Der **Eiweißgehalt** ist auch **nicht hoch**, Werte über 2 bis 3 $^0/_{00}$ nach **Esbach** werden nur selten beobachtet. Im Sediment überwiegen weitaus die Erythrozyten und die Erythrozytenzylinder, daneben sind aber auch renale Elemente, Nierenepithelien und Epithelzylinder zu sehen, außerdem auch Leukozyten. Das Leitsymptom ist aber, wie gesagt, der Blutgehalt des Harns, der jedoch nicht aus den ableitenden Harnwegen stammt, sondern aus der Niere selbst kommt, wie die beigemengten Zylinder beweisen. Die Schädigung des Glomerulusapparates bringt es mit sich, daß bei der Ausscheidung der Stoffwechselschlacken der Harnstoff verkürzt wird. Dementsprechend staut er sich im Blut und ist dort als erhöhter Reststickstoffgehalt zu finden. Werte über 40 mg Reststickstoff für 100 ccm Blut sind als krankhaft zu bezeichnen. Die Vermehrung des Harnstoffs im Blut und in den Geweben bewirkt die Erscheinungen der Harnstoffvergiftung, der **Urämie**. Als erstes und oft auch als einziges Zeichen der Urämie findet man eine **Erhöhung des Blutdruckes**, etwa auf 125 mm Hg. Dieser Wert, der beim Erwachsenen den Normalwert darstellt, ist beim jüngeren Kind schon als krankhaft erhöht zu bezeichnen. Denn die normale Höhe des Blutdruckes liegt beim Kleinkind bei etwa 85 mm Hg, beim größeren Schulkind bei ungefähr 100 mm und erst nach der Pubertät wird der Erwachsenenwert von durchschnittlich 120 mm Hg erreicht. Eine Erhöhung des Blutdruckes auf beispielsweise 125 mm Hg bei einem sechsjährigen Kind bedeutet somit eine Steigerung um 50% über den Normalwert. Andere „präurämische" Zeichen sind **andauernder Kopfschmerz und häufiges Erbrechen**. Da das nierenkranke Kind oft genug wegen starker **Appetitlosigkeit** nur wenig Nahrung zu sich nimmt, stellt das Erbrochene eine wäßrigschleimige, gelegentlich grünliche Masse dar. Dieses Erbrechen ist zentral bedingt infolge der Reizung des nervösen Brechzentrums durch den vermehrten Harnstoff im Blut. Auch Durchfälle urämischer Genese treten bisweilen auf und der Körper benützt Erbrechen wie Durchfälle, um sich eines Teiles des zurückgehaltenen Harnstoffs auf diesem Wege zu entledigen, da der Nierenweg nicht frei gangbar ist. In schweren Fällen kommt es aber zur ausgesprochenen Urämie mit **Krämpfen** und **Bewußtlosigkeit**. Die Krämpfe sind teils tonisch, teils klonisch, d. h. es sind Streck- und Beugekrämpfe vorhanden, auf welche sich noch einzelne Zuckungen aufpfropfen. Oft sind die Krämpfe allgemein. Die Krämpfe können verschieden lang, manchmal stundenlang dauern und gelegentlich in Lähmungen übergehen. Diese Lähmungen bilden sich ebenso wie eine manchmal schnell auftretende urämische Erblindung nach einiger Zeit wieder zurück. Die Ursache der Krämpfe und der Benommenheit ist nicht immer eine Harnstoffvergiftung, sie kann auch im Auftreten eines Hirnödems liegen.

Die **Behandlung** kann bei der Scharlachnephritis wie bei der ausgebrochenen Urämie außerordentlich viel leisten, wenn sie sachgemäß und zielbewußt durchgeführt wird. Zuerst wollen wir die **Therapie der Nephritis** besprechen, welche gleichzeitig die Vermeidung der manifesten Urämie im Auge hat. Die Therapie der Nephritis ist ganz zum Unterschied von der Behandlung der Nephrose eine rein diätetische, ohne Verwendung irgendwelcher Medikamente. Was ist also notwendig? Da bei der hämorrhagischen Nephritis gerade die Ausscheidung der Eiweißschlacken erschwert ist, so soll man für einige Tage eine Kost geben, welche möglichst wenig Eiweiß enthält, um die Niere weitgehend zu schonen und um die Harnstoffvergiftung zu vermeiden. Diejenige Kost, welche am wenigsten Schlacken im Stoffwechsel hinterläßt, und zwar nur solche Schlacken, welche leicht zu eliminieren sind, ist die Kohlehydratkost. Die Kohlehydrate verbrennen im Körper vollständig zu Kohlensäure und Wasser; beide Stoffe können zum Teil durch Lunge und Haut ausgeschieden werden und belasten somit die Niere verhältnismäßig wenig. Bei dieser Kost erholen sich die Nieren am schnellsten. Praktisch führt man die **Kohlehydratdiät** am besten in der Weise durch, daß man für zwei oder drei Tage, ja wenn es nötig ist, für vier oder fünf Tage nur Zucker, Obst und Kompott verabreicht. Da das nierenkranke Kind meistens appetitlos ist, ist es mit dieser Kost gerne einverstanden. Wenn man für jeden Tag 10 g Zucker für jedes Kilogramm Körpergewicht gibt, so hat das Kind genug Kalorien aufgenommen, um nicht an Gewicht abnehmen zu müssen. Ein 20 kg schweres Kind wird somit 200 g Zucker

pro Tag brauchen, das sind etwa 40 Würfel. Diese Menge
Zucker wird man in einem halben oder in dreiviertel Liter
Wasser reichen, vielleicht durch Zitronensaft oder andere
Fruchtsäfte im Geschmack verbessert. Da die Oedembildung
gering ist, braucht man mit der Flüssigkeitsbeschränkung
nicht zu rigoros sein; man kann im Gegenteil mit brüskem
Wasserentzug einen urämischen Anfall provozieren. Man
gibt neben dem Zucker oder statt eines Teiles von ihm
frisches Obst oder auch Kompott. Die verabreichte
Menge kann sich dem Wunsche des Kindes anpassen.
Außer diesen fast reinen Kohlehydratspeisen erhält das
Kind nichts. Unter der Zuckerdiät wird man bald eine
Besserung im Befinden des Patienten eintreten sehen. Die
Harnmenge nimmt zu und damit kommt es zu einer Ausschwemmung der Oedeme. Der Blutgehalt des Harns wird
schnell geringer, der Eiweißgehalt nimmt ab. Kopfschmerz
und Erbrechen verschwinden, in gleichem Maße wie der
Blutdruck zur Norm zurückkehrt; all dies sind Zeichen,
daß die Harnstoffvergiftung aufhört. Auch der Appetit kehrt
wieder, so daß man vom Patienten gedrängt wird, andere
Speisen einzuführen. Man wird aber die Zuckerdiät nicht
mit einem Male aufheben, sondern allmählich durch andere
kohlehydratreiche Speisen ersetzen. Biskuits und Keks,
kalter Reis mit Himbeersaft sind dann zu verabreichen,
später auch eine Buttersemmel. Kartoffeln sind lange Zeit
zu vermeiden; obwohl sie eine sehr kohlehydratreiche
Nahrung darstellen, können sie doch wegen ihres großen
Kaliumgehaltes die kranke Niere stark reizen und neuerliche Verschlechterungen des Harnbefundes herbeiführen,
was sich vor allem in einem stärkeren Blutgehalt des Harns
kundtut. Eiweißreiche Speisen sind solange verboten, als
der Harn noch deutliche Zeichen der Nierenerkrankung
bietet. Dasselbe sollte somit auch für die Milch gelten,
welche ja eine sehr eiweißreiche Kost ist; in der Milch
sind 20% der Kalorien in Form von Eiweiß enthalten,
während die durchschnittliche Kost des Kindes nur 13 bis
15% der Kalorien als Eiweiß enthält. Ueberdies ist die
Milch ein salzreiches Nahrungsmittel. Im Kindesalter
kann man aber nur schwer für längere Zeit auf die Milch
verzichten und wird deswegen schon nach 10 oder 14 Tagen
kleine Milchmengen der Nahrung beigeben, anfänglich sehr
vorsichtig, vielleicht zweimal im Tag je 50 ccm, woraus
durch entsprechenden Flüssigkeitszusatz zwei Schalen
Kaffee oder Kakao herzustellen sind, was die Kinder immer
mit Freude aufnehmen. Nur langsam wird die Milchmenge
gesteigert und nun auch zu Gemüsen und eierarmen Mehlspeisen übergegangen. Die vollständige Freigabe der Kost,
insbesondere die Zufuhr von Fleisch, Fisch, Eiern, Käse und

Rindsuppe kann erst nach dem zufriedenstellenden Ausfall einer Nierenfunktionsprüfung stattfinden. Die Funktionsprüfung soll aber erst vorgenommen werden, wenn im Harn kein pathologisches Sediment mehr gefunden wird.

Die **Nierenfunktionsprüfung** untersucht zwei Leistungen: Die Geschwindigkeit, mit der aufgenommene Flüssigkeit ausgeschieden wird, und die Fähigkeit, bei geringer Flüssigkeitszufuhr den Harn zu konzentrieren. Man kann beide Nierenfunktionen an einem Tag prüfen und geht dabei folgendermaßen vor: Etwa um 7 Uhr früh bekommt das Kind, nachdem es den Nachtharn entleert hat, als einzige Zufuhr je nach dem Alter 400 bis 700 ccm lichten sacharingesüßten Tee zu trinken; die kleinere Menge gilt ungefähr für ein sechsjähriges Kind, die größere Quantität etwa für ein zwölfjähriges Kind. Dann wird das Kind stündlich angehalten, den Harn zu entleeren, und zwar wird jede Portion separat aufgefangen. Bei gesunder funktionstüchtiger Niere sind nach zwei Stunden etwa zwei Drittel der getrunkenen Flüssigkeit ausgeschieden, nach fünf Stunden hat die ganze Wassermenge den Körper verlassen; oft ist die Ausscheidung „überschießend", d. h. der „Wasserstoß" hat auch aus dem Depotwasser des Körpers eine gewisse Menge mitgerissen. Ist nach fünf Stunden ein wesentlicher Teil der getrunkenen Flüssigkeit (etwa ein Viertel oder gar ein Drittel) im Körper zurückgeblieben, so ist die **Ausscheidungsfähigkeit** der Niere krankhaft herabgesetzt. Es ist weiterhin die Schonungsdiät am Platze. Man kann bei der Ausscheidungsprüfung auch die **Verdünnungsfähigkeit** der Niere untersuchen, wenn man in den einzelnen Harnportionen das spezifische Gewicht bestimmt. Die gesunde Niere kann einen so sehr verdünnten Harn produzieren, daß in der ersten und zweiten Harnportion nach einer oder nach zwei Stunden das spezifische Gewicht, das ja den gelösten Salzgehalt anzeigt, auf 1001 bis 1003 heruntergeht. Bei der im Kindesalter überaus seltenen Schrumpfniere z. B. ist die Harnkonzentration im Verdünnungsversuch nicht so niedrig, sie liegt etwa bei 1008 oder 1010.

Um die **Konzentrationsfähigkeit** der Niere zu untersuchen, gibt man dem Kind gleich anschließend an den Verdünnungsversuch nur trockene Kost ohne Flüssigkeit, etwa Butterbrot, trockene Mehlspeisen, Schokolade usw., und untersucht wieder von Stunde zu Stunde den Harn. Der normalen Niere gelingt es, die Stoffwechselschlacken in einem so stark konzentrierten Harn auszuscheiden, daß das spezifische Gewicht des Harns in irgend einer Portion den Wert von 1025 erreicht oder übersteigt. Ist dagegen in jeder Harnentleerung das spezifische

Gewicht kleiner als die angegebene Zahl, so ist die Konzentrationsfähigkeit der Niere krankhaft herabgesetzt.

Die Behandlung der speziellen urämischen Symptome besteht in Aderlaß und Lumbalpunktion. Durch den Aderlaß wird ein Teil des giftigen Harnstoffs aus dem Blut entfernt, durch die Lumbalpunktion wird das Hirnödem beseitigt. Nur ein ausgiebiger Aderlaß kann das Verschwinden der Symptome bringen; ist aber eine entsprechend große Blutmenge abgelassen worden, so hören die Krämpfe alsbald auf und das Bewußtsein kehrt wieder. Der Aderlaß wird mit einer entsprechend weiten Nadel oder Kanüle an der Kubitalvene vorgenommen. Die Stauungsbinde muß knapp oberhalb der zu eröffnenden Vene oder der Ellenbeuge angelegt werden, damit nicht ein Teil des Blutes durch die tiefen Kollateralen in der Mitte des Oberarmes aus der gestauten Kubitalvene entweichen kann, wodurch die Ausbeute bei der Venenpunktion geringer wird. Bei guter Stauung wird in den allermeisten Fällen die Punktion der Vene gelingen. Sollte man damit keinen Erfolg haben, so muß die Vene nach einem Hautschnitt freipräpariert werden und nun mit einem zwickelförmigen Einschnitt mittels einer Schere eröffnet werden. Eine Anästhesierung der Haut vor dem Einschnitt durch Injektion von Novokain ist bei der urämischen Bewußtlosigkeit mit ihrer herabgesetzten Empfindlichkeit meistens nicht nötig. Der Aderlaß kann bei der Urämie nur dann das Verschwinden der Symptome herbeiführen, wenn er ausgiebig war. Je nach dem Alter des Kindes sind 100 bis 150 bis 200 ccm Blut abzulassen. Gelingt es nicht, von einer Seite allein die gewünschte Blutmenge zu entfernen, so wird man anschließend die Kubitalvene der anderen Seite punktieren.

Als zweite therapeutische Maßnahme ist die Lumbalpunktion vorzunehmen. Man kann sie am liegenden oder am sitzend gehaltenen Kind durchführen. Am sitzenden Kind sind vielleicht die Verhältnisse etwas übersichtlicher. Das Kind wird auf einem kleinen Tisch in sitzender Stellung mit stark gekrümmter Brust- und Lendenwirbelsäule festgehalten. Das schmerzhafte Nachvornebeugen des Kopfes braucht bei der Lumbalpunktion niemals angestrebt werden. Die Schultern und Hüften des Kindes werden von zwei Personen festgehalten, dann wird die Gegend der Lendenwirbelsäule in der Höhe der Darmbeinkämme mit Jodtinktur bestrichen, mit dem Zeigefinger der linken Hand in dieser Höhe ein Interspinalraum getastet und nun mit der Lumbalpunktionsnadel durch die Haut und durch das Ligamentum interspinale eingestochen. Da die Bänder beim Kind noch wasserreich und weich sind, kann direkt in der

Mittellinie durch das Band hindurch vorgegangen werden, und zwar soll die Nadel entsprechend dem horizontalen Verlauf des Interspinalraumes beim sitzenden Kind waagrecht vorgeschoben werden. Der zu punktierende Lumbalsack liegt je nach dem Fettgehalt der Unterhaut und je nach der Stärke etwa vorhandenen Oedems wenige bis mehrere Zentimeter tief. Um nicht die Venen an der Vorderseite des Lumbalkanals zu verletzen, sticht man nicht durch, bis man einen Widerstand spürt, d. h. bis man nach Durchquerung des Lumbalkanals die Hinterwand der Wirbelkörper erreicht hat, sondern man geht sehr langsam vor und zieht von Zeit zu Zeit den Mandrin aus der Punktionsnadel und sieht nach, ob schon Liquor ausfließt. Hat man den Lumbalkanal erreicht, so läßt man eine ordentliche Menge von Liquor ausfließen, nicht weniger als 20 oder 30 ccm. Auch hier kann man nur dann einen therapeutischen Erfolg erwarten, wenn ein reichliches Quantum von Liquor entfernt wurde. Freilich wird man den Liquor nicht in einem Strahl ausfließen lassen, sondern den Abfluß immer wieder für kurze Zeit unterbrechen.

Sollten trotz Aderlaß und Lumbalpunktion die Krämpfe noch längere Zeit anhalten, so ist Luminal zu verabfolgen, welches durch seine narkotische Wirkung die Krämpfe zum Verschwinden bringt. Nicht nur bei der Urämie, auch bei den anderen Krampfzuständen im Kindesalter ist Luminal eines der besten Beruhigungsmittel. Das Luminal wird als L u m i n a l n a t r i u m, welches gut wasserlöslich ist, subkutan oder intramuskulär injiziert. Luminalnatrium ist in 20%iger Lösung in Ampullen erhältlich. Bei der Injektion von $1/2$ ccm dieser Lösung bekommt das Kind 0·1 Luminalnatrium einverleibt, was eine voll wirksame Dosis darstellt. Wenn die Krämpfe wiederkommen, kann diese Dosis nach einem halben Tag wiederholt werden. In den meisten Fällen jedoch werden sich inzwischen der Aderlaß und die Lumbalpunktion heilsam ausgewirkt haben.

Die hämorrhagische Nephritis wird sehr häufig durch den Scharlach verursacht. Jede andere Aetiologie außer der Impetigo tritt daneben in den Hintergrund. Wenn nicht die spezielle Ursache vollkommen eindeutig und klar vor Augen liegt, wird man gut tun, die Nephritis als zweites Kranksein eines Scharlachs aufzufassen und als Scharlachinfektion zu behandeln. Sehr oft werden ja andere Residuen des Scharlachs, wie eine Schuppung an den Fingern und Zehen, die Scharlachgenese beweisen; wenn gleichzeitig die anderen Erscheinungen des zweiten Krankseins vorhanden sind, wenn also eine Lymphadenitis oder Otitis besteht, ist die Scharlachursache der Nierenentzündung ebenso gut wie sicher. Ein solches Kind mit hämorrhagischer Nephritis muß also als noch ansteckend, ebenso wie jeder Scharlachrekonvaleszent für sechs Wochen (vom Beginn der Erkrankung ab gerechnet) isoliert werden.

Eine Prophylaxe gegen das Auftreten der Nierenentzündung beim Scharlach gibt es nicht. Auch die eiweißärmste Kost in der Scharlachrekonvaleszenz vermag die Nephritis nicht zu verhindern. Die Nephritis tritt ja auf, weil Scharlachgift oder Scharlacherreger durch die Niere ausgeschieden werden. Dies vermag keine Kost zu verhindern. Ist aber einmal die Niere erkrankt, so muß sie durch eine entsprechende Diät geschont werden. Immerhin wird man in der Diät des Scharlachrekonvaleszenten die eiweißreichen Nahrungsmittel, wie Fleisch, Fisch, Eier, Käse und Rindsuppe, sowie auch zu große Milchgaben vermeiden. Man soll sich bei der Betreuung eines Scharlachpatienten vom Auftreten der Nephritis nicht überraschen lassen, sondern muß vom Beginn der dritten Krankheitswoche ab regelmäßig den Harn auf Eiweiß, auch auf das Auftreten von Erythrozyten im Sediment untersuchen, um durch die Zuckerdiät schwerere Schädigungen abzuhalten. Wenn nach dem 28. Krankheitstag noch keine Zeichen einer Nierenentzündung vorhanden sind, ist die Gefahr des Auftretens einer Scharlachnephritis schon recht gering geworden.

So alarmierend oft auch die Erscheinungen der Scharlachnephritis und gar die der ausgebrochenen Urämie sind, so ist doch die Prognose für die meisten Fälle gut zu stellen. Nach kürzerer oder längerer Zeit, manchmal freilich erst nach mehreren Monaten, verschwinden Eiweiß und Zellen aus dem Harn und vollständige Genesung tritt ein. Selten geht die Nephritis ins chronische Stadium über, fast nie entsteht eine Schrumpfniere. Der Tod in der Urämie tritt auch ziemlich selten ein, so daß man also trotz der beunruhigenden Symptome und trotz der Schwere der Krankheit die Eltern über den Ausgang der Krankheit beruhigen kann.

Die Lymphadenitis.

Ungefähr gleich häufig wie eine Nephritis stellt sich eine Lymphadenitis als zweites Kranksein ein. Sie kann für sich allein auftreten oder den Anfang einer Nephritis begleiten oder dieser vorausgehen. Der Verlauf der Lymphadenitis ist meistens nicht sehr aufregend. Nach einer unruhigen Nacht tritt unter Fieber eine schmerzhafte Schwellung am Kieferwinkel auf. In der Regel bleibt die Krankheit einseitig, und nur eine Drüse ist beteiligt; diese fühlt sich derb und sukkulent an. Im Vordergrund der Erscheinungen steht die Empfindlichkeit. Die Fiebersteigerung erreicht nicht selten hohe Grade (39 bis 40º). Am nächsten oder übernächsten Tag aber sinkt die Temperatur meistens schon auf niedrigere Werte, oft unter 38º ab. Gewöhnlich steht das gute Allgemeinbefinden zu dem hohen Fieber in auffälligem Gegensatz. Durchschnittlich in längstens einer Woche ist die Erkrankung beendet. Meistens schwindet zuerst die Schmerzhaftigkeit, was anzeigt, daß der Höhepunkt der Krankheit überschritten ist. Dann nimmt die derbe Konsistenz und die Größe der Schwellung ab, die nachmittägigen Zacken des Fiebers werden niedriger und unter lytischem Temperaturabfall endigt die Erkrankung.

Nur selten erreicht die Schwellung höhere Grade; niemals kommt es zu so schweren Infiltrationen wie beim primären Scharlach. Der schlimmste Ausgang ist Vereiterung, die aber nur selten eintritt. Auch hier empfiehlt es sich, wie bei der primären Drüsenschwellung, mit der Inzision auf die völlige Reifung des Abszesses zu warten.

Wie die Nephritis, kann auch die Lymphadenitis diagnostisch verwertet werden. Bei jedem Kind, welches eine akute einseitige Lymphadenitis am Hals ohne Erscheinungen im Rachen zeigt, denke man an die Möglichkeit eines vorangegangenen Scharlachs. Man untersuche daher die Haut (namentlich die der Finger und Zehen) auf Schuppung und den Harn auf Eiweiß.

Die Otitis.

Die Otitis, welche als zweites Kranksein des Scharlachs auftritt, unterscheidet sich nicht wesentlich von anderen Otitiden; sie ist nur häufig **bösartiger** als diese, indem sie zur Vereiterung der Gehörknöchelchen und zur Mastoiditis neigt.

Die Masern.
Das Krankheitsbild.

Die Masern haben ein mehrtägiges Vorstadium und dann erst kommt der Ausschlag heraus. Oft kann man schon im Vorstadium die Krankheit mit Sicherheit erkennen. Bleibt man aber da noch im Ungewissen oder kommt erst später zum Patienten, so läßt das Exanthem selten einen Zweifel an der Diagnose.

Im Vorstadium sind es zwei Erscheinungen, welche auf das Vorhandensein von Masern hinweisen: Der **starke Katarrh** der Schleimhäute, welcher den Verdacht wachruft, und das Vorhandensein der sogenannten **Koplikschen Flecke**, welche die Diagnose sicher machen. Die ersten Fälle einer beginnenden Masernepidemie werden in den Prodromalerscheinungen oft falsch gedeutet, weil man versäumt hat, nach den Koplikschen Flecken zu suchen. Es sollte aber die Besichtigung der Wangenschleimhaut bei jeder Krankenuntersuchung im Kindesalter auch ohne Verdacht auf Morbillen zu einer Gewohnheitssache werden, ebenso wie es die Besichtigung der Tonsillen ist.

Für die Masern ist das starke **Krankheitsgefühl** charakteristisch. Zum Unterschied von manchen anderen Kinderkrankheiten belästigen die Masern den Patienten überaus. Die Kranken werden schon durch die Prodrome recht geplagt und fühlen sich besonders auf der Höhe der Krankheit mit dem meistens hohen Fieber ziemlich schlecht, so daß sie der Arzt kaum jemals in der Sprechstunde zu sehen bekommt, sondern er wird fast immer zum Krankenbett gerufen. Wird man von den Eltern frühzeitig verständigt, so kommt man zu einem Kind, das recht verdießlich und unglücklich über seine Krankheit ist. Das Auffallendste ist, wie gesagt, die besondere Intensität der **katarrhalischen Erscheinungen**. Die Eltern geben an, daß die Krankheit mit einem leichten Schnupfen und etwas Temperatursteigerung begonnen hat. Der Schnupfen wird aber nicht besser, die Nase ist jetzt verlegt und rinnt und das Kind **niest** die ganze Zeit. Außerdem, und das geht über einen gewöhnlichen Schnupfen schon hinaus, sind die Augen mitergriffen: sie tränen, die Konjunktiven sind geschwollen und gerötet und sondern Schleim und Eiter ab; in der Frühe sind die Augen verklebt und die Lider können fast nicht geöffnet werden; die Kinder haben große Lichtscheu und verlangen nach Verdunkelung des Zimmers. Dann stellt sich immer stärker ein Husten ein, der durch seine Häufigkeit das Kind recht plagt und für die Umgebung unleidlich anzuhören ist; er ist trocken, kurz und rauh. Ueberdies ist die Stimme belegt, ja heiser. Freilich sind nicht immer alle diese Symptome in der ganzen Stärke vorhanden.

Diese Erscheinungen lassen in erster Linie an Masern denken, aber sie sind nicht für Masern spezifisch. Eine Erscheinung kann aber im Prodromalstadium aufgefunden werden, welche für die Masern direkt beweisend ist; es ist dies das Auftreten der schon vorhin erwähnten Koplikschen Flecke. Diese Koplikschen Flecke kommen praktisch genommen nur bei den Masern vor und sie sind deswegen so wichtig, weil sie die Möglichkeit geben, schon im Prodromalstadium, zwei, drei Tage vor dem Auftreten des Exanthems, mit Sicherheit die Diagnose auf Masern zu stellen. Die Koplikschen Flecke sind weißliche Spritzerflecke auf der Wangenschleimhaut. Auf der Innenfläche der Wangen und an der Umschlagstelle zur Gingiva, am häufigsten nahe hinter den Mundwinkeln, oft aber bis nach hinten zu den Mahlzähnen hinziehend, finden sich spärlich oder sehr reichlich, fast wie ein beginnender Soor, gewissermaßen feine „Kalkspritzer", die sich von der geröteten Schleimhaut oft recht weiß abheben. Beim genauen Hinsehen zeigen sich kleine rote Fleckchen oder Knötchen, auf deren Spitze ein ganz feines bläulichweißes oder gelblichweißes, leicht erhabenes Körnchen sitzt. Man kann sie nicht wegwischen, aber das eine oder andere Körnchen fällt aus und hinterläßt eine kleine oft blutige Delle, die man beim genauesten Hinsehen erkennen kann.

Zur Darstellung der Koplikschen Flecke ist es außerordentlich wichtig, daß die besichtigte Wangenschleimhaut sehr gut belichtet wird. Man bringt das Kind mit dem Gesicht zum Fenster oder zur künstlichen Lichtquelle und geht dann am besten mit einem gefensterten Drahtspatel vom Mundwinkel her in das Vestibulum oris außen von den Backen- oder Mahlzähnen ein. Mit dem der Breite nach aufgestellten Spatel hebt man die Wangenwand seitlich ab, wobei man durch seitliche Führung der vorderen Spatelhälfte die Wange in eine Schrägstellung bringt, um sie gut belichtet genau überblicken zu können. Halbe Oeffnung der Zahlreihen und des Mundes ist günstiger als maximale Mundöffnung mit Spannung der Wange. Bei halber Mundöffnung kann der Mittelfinger der spatelnden Hand von außen her die Wange eindrücken, wodurch die hinteren Partien der Wangenschleimhaut in der Drahtschlinge des Spatels noch besser zur Ansicht kommen. Einige Koplıksche Flecke sind bei fast allen Masernkranken zu sehen, weshalb sie zu den zuverlässigsten Symptomen im Prodromalstadium gehören. Sind einwandfreie Koplıksche Flecke vorhanden, so kann man das kommende Masernexanthem mit Sicherheit prophezeien. Freilich muß man Verwechslungen mit Milchresten, mit Soor oder mit Epithelverdickungen vermeiden.

Knapp vor dem Auftreten des Hautausschlages oder oft erst gleichzeitig mit diesem kommt es auf der Mundschleimhaut zur Bildung eines Exanthems, das man auch als E n a n t h e m bezeichnet. Dieses Enanthem befällt hauptsächlich den weichen Gaumen, es geht aber auch auf den harten Gaumen über, bisweilen auch auf andere Gebiete der Mundschleimhaut. Das Enanthem besteht ähnlich wie der Masernhautausschlag aus einzelnen roten, voneinander getrennten Flecken, in welchen einzelne Knötchen, die geschwollenen solitären Follikel, stehen. Das Enanthem schwindet rascher als der Hautausschlag.

Eine der imponierendsten und eindeutigsten Erscheinungen ist ein stark ausgebildetes Masernexanthem. Arzt wie Laie, der das Bild einmal in sich aufgenommen hat, wird es auf den ersten Blick wiedererkennen. Das Exanthem besteht aus unregelmäßig gestalteten, gezackten, „ordenstern"förmigen Flecken, welche anfänglich lebhaft rot gefärbt sind und nach einiger Zeit bräunlich werden. Die Flecke haben Linsen- bis Münzengröße und bei reichlicher Aussaat fließen sie stellenweise oft über große Strecken hin zusammen. Aber auch bei konfluierten Masern sind da und dort zwischen den Exanthemstellen immer kleinere oder größere Gebiete gesunder unveränderter Haut zu sehen. Die alten Praktiker haben zur Charakterisierung der Masern, besonders zum Unterschied vom Scharlach, den Vergleich angeführt, daß die (frischen) Masern aussehen, als ob die Haut mit roter Tinte angespritzt worden wäre, also fleckig befallen ist, während sie für den Scharlach, wenigstens von einiger Entfernung betrachtet, wo die Einzelheiten verwischt sind, das Bild gebrauchten, daß die Haut mit roter Tinte angestrichen sei, um die gleichmäßige Rötung ohne Aussparung zum Ausdruck zu bringen.

Die Stellen, wo bei beginnendem Masernausschlag die ersten Exanthemflecke auftreten, sind die Umgebung des Mundes und die G e g e n d h i n t e r d e m O h r. Oft hat man vor dem Erscheinen des deutlichen Ausschlages den Eindruck, daß das Kind, dessen Gesichtshaut man vielleicht als ganz rein gekannt hat, mit einemmal einen „unreinen

Teint" mit undeutlichen kleinen **Knötchen** und Fleckchen bekommen habe. Nach wenigen Stunden schon kann man dann in der Umgebung des Mundes Masernflecke erkennen. Die Masern kommen gewissermaßen aus dem Mund heraus. Auch hinter der Ohrmuschel kann man gleich im Beginn deutliche Masernflecke sehen. Nachher wird die Umgebung der Augen und die Schläfengegend sowie das übrige Gesicht befallen. Nach dem Kopf kommt der übrige Körper regionenweise daran, zuerst die Haut des Halses, dann die oberen Partien des Rumpfes, Brust und Rücken mit den anschließenden Teilen der Oberarme, dann die unteren Gegenden des Stammes, der Bauch und die Kreuzgegend. Vor dem Uebertreten auf die Beine zögert der Ausschlag gewissermaßen etwas, wobei der Stamm bis zu den Darmbeinkämmen sehr reichlich befallen sein kann, während auf den Schenkeln das Exanthem noch recht spärlich ist. Die gefleckte Stammhaut hebt sich von den Beinen „leibchenförmig" ab. Dann erst werden die Beine reichlicher befallen und gleichzeitig auch die Arme. Je nach der Reichlichkeit der Aussaat geht das Exanthem in dicht gelagerten Flecken entweder bis zur Hand und zum Fuß oder es erschöpft sich, immer spärlicher werdend, schon am Ellbogengelenk und am Knie und steigt nur mehr mit vereinzelten Flecken tiefer hinunter.

Die Schnelligkeit, mit welcher der ganze Körper vom Masernausschlag überzogen wird, wechselt bei den einzelnen Kindern. Im allgemeinen dauert es zwei bis drei Tage, bis das Exanthem seine maximale Ausbreitung erreicht hat. Wenn man die Propagierung des Ausschlages etwas schematisch beschreiben will, so kann man sagen, daß die Eruption des Exanthems drei Tage dauert und am ersten Tag den Schädel, am zweiten den Stamm und am dritten Tag die Extremitäten befällt.

Der einzelne Masernfleck ist anfänglich klein, stecknadelkopfgroß und von hellroter Farbe; er ist nicht über das Niveau der Haut erhaben, grenzt sich aber meistens recht scharf von der gesunden Haut ab. Bald ändert sich jedoch sein Aussehen; er wird größer, linsen- und münzengroß, dunkler rot und später mehr und mehr düster bräunlich; mehrere benachbarte Flecke vereinigen sich und es kommt zu der für die Masern charakteristischen Anordnung mit ganz unregelmäßigen großen zackigen Flecken, in deren Mitte sich oft einige rote hirsekorngroße Knötchen befinden. Manchmal fangen die Masern statt mit kleinen Fleckchen mit kleinen rosabraunen Knötchen, die einzeln und in Gruppen stehen, an; man spricht dann vom follikulären Beginn der Masern.

Bei der D i f f e r e n t i a l d i a g n o s e des Masernausschlages gegenüber anderen Exanthemen soll man sich nicht vom Hautausschlag allein leiten lassen; man muß auch noch die anderen Symptome in Betracht ziehen. Meistens ist die Unterscheidung leicht; außerhalb von Epidemien gibt es aber bisweilen beträchtliche Schwierigkeiten.

Bei manchen Epidemien haben die Röteln eine große Aehnlichkeit mit den Masern. Der wichtigste Unterschied liegt darin, daß die Rubeolen immer eine geringere Stärke des Allgemeinleidens wie der örtlichen Erscheinungen bedingen. Bei den Masern fühlt sich das Kind meistens recht krank, durch die Röteln wird es nur wenig hergenommen; bei den Masern liegt die Temperatur am letzten Prodromaltag und am ersten Exanthemtag über 39°, bei den Röteln wird diese Höhe nur ganz ausnahmsweise erreicht, meistens bleibt die Temperatur subfebril. Das Rötelexanthem ist weniger aufdringlich als der Masernausschlag; es ist heller und kleinerfleckig; meistens auch bedeutend spärlicher als der Masernausschlag. Bei den Rubeolen fehlen die katarrhalischen Erscheinungen ganz oder sind zumindest nur schwach entwickelt, bei den Morbillen bildet der Reizhusten, der Schnupfen und die Conjunctivitis eine bezeichnende Teilerscheinung der Krankheit. Wenn man Kopliksche Flecke sieht, ist die Diagnose der Masern ganz eindeutig; kann man keine finden, so spricht dies nicht unbedingt für Röteln, da die Koplikschen Flecke zur Zeit des Exanthems meistens schon verschwunden sind. Die Drüsenschwellungen der Röteln sind allerdings gegenüber den Masern kein verläßliches Unterscheidungsmerkmal, denn auch bei den Masern sind die Lymphdrüsen oft recht deutlich universell geschwollen, freilich nicht so ausgiebig wie bei den Röteln. Doch zeigen die Masern keineswegs das für Rubeolen charakteristische Blutbild, die Vermehrung der Plasmazellen.

Die Pirquetreaktion kann bisweilen zur Verifizierung der Diagnose Masern herangezogen werden. Während des Morbillenexanthems ist die Pirquetreaktion vollständig negativ, während sie bei anderen Exanthemen (wenn auch abgeschwächt) positiv bleibt. Habe ich also ein fragliches Exanthem vor mir, an einem Kind, von dem ich weiß, daß es vor der Erkrankung tuberkulinpositiv war, oder bei dem ich durch Pirquetisierung nach Ablauf des Exanthems die Reaktionsfähigkeit auf Tuberkulin nachweisen kann, so wird der negative Ausfall der Pirquetreaktion während des Exanthems die Diagnose Masern erhärten oder sicherstellen, während der positive Ausfall gegen die Masern zeugt.

Zur Verwechslung mit Scharlach kommt es selten, höchstens dann, wenn die Masern kleinfleckig bleiben oder wenn sie nur in rudimentärer Form entwickelt sind, mit spärlichen kleinen Effloreszenzen. Anderseits wiederum können konfluierte Masern bei oberflächlicher Betrachtung für ein dichtes Scharlachexanthem gehalten werden. Bei genauer Besichtigung aber wird man stets Stellen finden (besonders an den Extremitäten), wo der grobfleckige Maserntypus mit dazwischen liegenden freien weißen Hautstellen die eindeutige Diagnose ergibt. Die Masernhaut sieht aus, als ob sie mit roter Tinte angespritzt wäre, die Scharlachhaut sieht angestrichen aus. Aber auch die anderen Symptome der beiden Krankheiten machen die Differentialdiagnose leicht. Der Scharlach fängt ziemlich plötzlich an und erhält bald nach dem Fieberbeginn sein Exanthem, die Masern haben ein mehrtägiges fieberhaftes Vorstadium. Der Scharlach zeigt eine Angina mit Halsschmerzen und Drüsenschwellungen am Kieferwinkel, die Masern imponieren durch den starken Katarrh der Schleimhäute. Das Masernexanthem befällt das Gesicht, der Scharlach läßt das Gesicht auffallend frei (weißer Mundring). Die Masernzunge bleibt belegt, die Scharlachzunge reinigt sich zur Himbeerzunge. Und auch das Blutbild läßt die beiden Krankheiten deutlich unterscheiden. Während die Masern zur Zeit des Exanthems eine ausgesprochene Leukopenie mit Verschwinden der Eosinophilen aufweisen, zeigt das Blutbild beim Scharlach eine neutrophile Leukozytose und eine Vermehrung der Eosinophilen.

Ein masernähnliches Exanthem kann auch einmal bei einer frischen Tuberkulose als tuberkulotoxisches Exanthem auftreten. Der Zusammenhang mit den klinischen Erscheinungen der rezenten Tuberkulose, z. B. das Vorhandensein eines Erythema nodosum oder einer exsudativen Pleuritis werden zur richtigen Diagnose führen.

Auch die Serumkrankheit kann mit morbillösen Exanthemen einhergehen, die bei der Betrachtung der Haut allein nach Lokalisation und nach Art der Effloreszenzen von Masern nicht leicht zu unterscheiden sind. Sie gehören vornehmlich der Gruppe der Spätexantheme an, erscheinen erst 14 bis 21 Tage nach der Seruminjektion und sind von unregelmäßigem Fieber begleitet. Von den Masern lassen sie sich mit Sicherheit durch das Fehlen der Schleimhauterscheinungen unterscheiden. Ferner geben Anhaltspunkte: die vorausgegangene Seruminjektion, regionäre Drüsenschwellungen in den der Injektionsstelle entsprechenden Gebieten und das vorherige Erscheinen urtikarieller Eruptionen.

Fehldiagnosen können auch bei Arzneiexanthemen vorkommen, welche sich während einer mit ausgesprochenen Schleimhautkatarrhen verlaufenden Grippe zeigen. Bei der Verwendung von Antipyreticis kann dies einmal der Fall sein. Waren die Fiebermittel in einem zweifelhaften Fall gegeben worden, dann soll man das Medikament aussetzen, um zu erproben, ob dadurch der Ausschlag verschwindet.

Schwieriger als die Diagnose des Masern e x a n t h e m s ist oft die Differentialdiagnose der Masern p r o d r o m e. Wenn man an die Masern denkt und daraufhin die Wangenschleimhaut auf das Vorhandensein Koplikscher Flecke untersucht, so ist die Unterscheidung meistens leicht. Zwei Erscheinungen der Prodromalzeit können differentialdiagnostische Schwierigkeiten machen.

Zum ersten die katarrhalischen Erscheinungen mit dem Reizhusten und der gleichzeitigen Conjunctivitis. Manche G r i p p e i n f e k t i o n e n gehen mit einer Bindehautentzündung und mit verklebten Augen einher. Man wird sich bemühen, den Zusammenhang mit Schnupfeninfektionen in der Umgebung des Patienten aufzufinden. Auch eine beginnende P e r t u s s i s im Stadium catarrhale mit starkem Reizhusten kann einmal den Verdacht auf Masern lenken; das vorwiegend nächtliche Auftreten des Reizhustens wird aber die Keuchhustennatur der Erscheinungen aufdecken.

Häufiger jedoch führt ein zweites Symptom der Masernprodrome zu diagnostischen Zweifeln, nämlich die H e i s e r k e i t oder Anfälle von P s e u d o k r u p p. Es kommt immer wieder vor, daß auf einer Diphtheriestation ein Masernfall aufgenommen wird, weil eine starke und zunehmende Heiserkeit vom Arzt für eine primäre Kehlkopfdiphtherie gehalten wurde. Freilich hätten die starken katarrhalischen Erscheinungen den Verdacht auf Masern lenken sollen, da die Diphtherie ohne jeden Katarrh einhergeht, es sei denn, daß es sich um eine gleichzeitige Nasendiphtherie handle. Auch ein grippöser Pseudokrupp kann zur Verwechslung mit einer starken Laryngitis im Rahmen der katarrhalischen Masernprodrome Anlaß geben.

Das Wichtigste ist immer die Nachschau nach den Koplikschen Flecken.

Die Komplikationen und die Beziehungen zur Tuberkulose.

Bei den Masern kann es zu zwei verhältnismäßig häufigen K o m p l i k a t i o n e n kommen; dies sind die Pneumonie und die Otitis.

Für gewöhnlich bleibt es bei der einfachen B r o n c h i t i s, welche schon im Prodromalstadium vorhanden ist und sich zur Zeit des Exanthems noch verstärkt. Mit dem Abblassen des Ausschlags lassen in der Regel alle respiratorischen Erscheinungen nach und verschwinden bald darauf. Dies ist bei den kräftigen und etwas älteren Kindern die Regel. Die Gefahr der schwereren Lungenkomplikationen besteht vor allem für die Säuglinge und Kleinkinder, besonders wenn sie durch eine Rachitis geschädigt sind. Verhältnismäßig leicht steigt dann der Katarrh in die kleinsten Bronchien hinab und es kommt zur Bronchitis capillaris oder zu bronchopneumonischen Herden. Die Temperatur steigt neuerdings bis 40⁰ oder darüber an und Kurzatmigkeit, Nasenflügelatmen und vermehrte Unruhe weisen auf die schwere Erkrankung der Lunge hin. Insbesondere die Fieberkurve, d. h. das Vorhandensein von hohem Fieber, wiewohl das Exanthem schon im Verschwinden ist, zeigt an, daß eine Komplikation vorhanden ist, und läßt die Lungen besonders genau untersuchen. Auskultation und Perkussion ergeben dann den entsprechenden Befund.

Bisweilen ist die Lungenentzündung auch schon zur Zeit des Exanthems voll entwickelt. Es handelt sich dabei meistens um ganz junge Kinder. Der Masernausschlag hat dann ein eigentümliches Aussehen, er ist nicht schön, sondern nur spärlich zur Entwicklung gekommen — die Volksbezeichnung spricht von „nach innen geschlagenen Masern" — und die vorhandenen Effloreszenzen zeigen eine blasse, bläuliche Farbe, die bis ins Tiefzyanotische gehen kann. Auch an den zyanotischen Schleimhäuten erkennt man die Verlegung der Lungen und die schwere Dyspnoe vervollständigt das Bild. Diese schwerste Form der Masern mit der gleichzeitigen Pneumonie führt häufig zum Tode.

Die Masernpneumonie junger Kinder zieht oft eine Folgekrankheit nach sich, deren Erscheinungen erst nach Jahren ganz deutlich werden. Es handelt sich um die Bildung von Bronchiektasien, welche dann durch die jeden Winter an der gleichen Lungenpartie wiederkehrenden Pneumonien (chronisch rezidivierende Pneumonien) zu den ausgesprochenen anatomischen Veränderungen mit den eindeutigen Symptomen führen. In der Anamnese von Bronchiektatikern findet man außerordentlich häufig die Angabe, daß der Patient als ganz junges Kind schwere Masern mit Lungenentzündung durchgemacht hat. Aehnliches gilt übrigens auch für die Pertussis und Pertussispneumonie.

Eine zweite ebenfalls häufige Komplikation bei den Masern betrifft die Ohren; es kommt zu katarrhalischen und eitrigen Mittelohrentzündungen. Besonders bei Kindern, welche schon öfters an Otitiden gelitten haben, stellt sich die Komplikation bei den Masern wieder ein. Kinder, die an adenoiden Vegetationen leiden und dadurch immer mit den Ohren zu tun haben, werden bei den Masern wieder ohrenkrank. Die Otitis media kündigt sich mit neuen, oft sehr hohen Fiebergraden an, die zumeist intermittierenden Typus aufweisen. Das

Kind wird dabei unruhig, greift sich an den Kopf, der Druck auf den Tragus läßt das Gesicht schmerzlich verziehen oder bringt den Patienten auch zum Aufschreien; größere Kinder geben direkt die Ohrenschmerzen an. Gar nicht selten kommt es zur Zerstörung der Gehörknöchelchen und zur Eiterung im Warzenfortsatz. Der Warzenfortsatz ist dann klopfempfindlich, die Haut über ihm gerötet, ödematös geschwollen und die Ohrmuschel ist auf der kranken Seite abstehend, wobei die Falte zwischen Ohrmuschel und Schädel etwas verstreicht und weniger scharf ausgeprägt ist als auf der gesunden Seite. In solchen Fällen muß der Ohrenarzt eingreifen und nötigenfalls die Mastoiditis operieren.

Von besonderer praktischer Bedeutung ist die Beziehung der Masern zur Tuberkulose. Die Masern können eine schon vorhandene Tuberkulose derart verschlechtern, daß sogar eine tödliche Form der Krankheit entsteht. Diese Gefährdung betrifft nicht jedes Kind, das einmal mit Tuberkulose infiziert wurde und nun als einziges Zeichen der stattgehabten Infektion eine positive Tuberkulinreaktion zeigt. Auch tuberkulosekranke Kinder können aus den Masern ungeschädigt hervorgehen, wenn ihre Tuberkulose schon längere Zeit, einige Jahre, besteht und die Herde durch Narbenbildungen und Verkreidungen einen gewissen Abschluß erlangt haben, wodurch schnelle Propagierungen unmöglich gemacht sind. Nur floride, aktive, besonders frisch infizierte Tuberkulosen sind vor allem gefährdet, da die Masern die Schutzmittel (z. B. Lymphozytenwälle), mit denen in den frühen Stadien der Tuberkulose die Krankheit bekämpft und im Zaum gehalten wird, verbrauchen. Also besonders Kinder mit den Krankheitsformen des frühsekundären Stadiums, z. B. mit Erythema nodosum, Pleuritis usw., werden durch die Masern geschädigt.

Die Verschlechterung der Tuberkulose, welche durch die Masern zustande kommt, wird meistens bald kenntlich. Das Kind erholt sich nicht recht von der Krankheit und oft schon nach wenigen fieberfreien Tagen tritt neuerdings hohes Fieber auf. Entweder hat sich ein vorhandener tuberkulöser Prozeß per continuitatem ausgebreitet oder es ist zu einer Propagierung auf dem Blutweg gekommen. Tuberkulöse Knochenherde, Meningitis tuberculosa, Miliartuberkulose, Skrophulose, Tuberkulidbildung auf der Haut haben sehr häufig in der Anamnese erst kürzlich überstandene Masern.

Die günstigste Zeit zur Absolvierung der Masern sind die späteren Kleinkinderjahre und die ersten Schuljahre. Die Gefahr der Masernpneumonie ist zu diesem

Zeitpunkt schon ziemlich vorüber und bei den besser behüteten Kindern des Mittelstandes hat die Tuberkuloseinfektion noch nicht stattgefunden. Unbedingt vermieden werden sollen die Masern in den ersten zwei Lebensjahren, besonders bei rachitischen Säuglingen, wegen der Gefahr der Lungenentzündung; ebenso wichtig ist es, die Masernansteckung bei frisch tuberkulös infizierten Kindern zu verhindern. Werden diese zwei gefährlichen Zeiten vermieden, dann ist die Prognose der Masern nicht schlecht.

Die Therapie.

Die meisten Fälle von Masern brauchen eigentlich keine besondere Therapie; nur wenn einzelne Symptome stärker ausgesprochen sind, wird man Erleichterungen zu schaffen suchen. Sonst wird man sich auf die Ordnung der hygienischen Verhältnisse im Krankenzimmer beschränken können. Das Wichtigste ist sorgfältige Pflege zur Verhütung von Komplikationen. Da die Kinder mit ihrem schweren Krankheitsgefühl gerne im Bett bleiben, so erübrigt sich ein diesbezügliches Einschreiten des Arztes. Solange starke Lichtscheu besteht, wird es dem Patienten angenehmer sein, wenn sein Bett nicht allzusehr im Licht des Fensters steht; der Rekonvaleszent freilich gehört auf den sonnigsten Platz des Zimmers. Gegen die starke Appetitlosigkeit braucht wohl nichts unternommen zu werden, weil bei der kurzen Dauer der Krankheit der Körperverfall nicht bedeutend ist. Das Wichtigste ist es wegen der möglichen Lungenkomplikationen, für frische reine Luft zu sorgen, wobei nicht direkte Lüftung, wohl aber häufige Lufterneuerung von einem frisch gelüfteten Nebenzimmer aus das Wünschenswerteste ist. Vom Kranken sollen alle Personen ferngehalten werden, welche auf ihren Schleimhäuten Schnupfen- und Grippeerreger beherbergen. Da der Masernpatient immunbiologisch schutzlos ist, so ist peinlichste Fernhaltung jeglicher Infektionsmöglichkeit überaus wichtig. Es wäre anzustreben, daß der Kranke zu seinem eigenen Schutz möglichst isoliert wird.

Auch wenn die Krankheit ohne Komplikationen vorübergegangen ist, bedarf der Rekonvaleszent noch während längerer Zeit besonderer Schonung. Wann darf er das Bett verlassen? Wenn er acht Tage fieberfrei gewesen ist. Wann kann er ausgehen? Nach weiteren acht Tagen, vorausgesetzt, daß das Wetter schön ist. Wann kann er die Schule wieder besuchen? Bei der Beantwortung dieser Frage kann der Arzt leicht in Widerspruch mit dem Lehrer kommen. Nach jeder schwereren Erkrankung soll vor dem neuerlichen Schulbesuch immer eine gewisse Erholungszeit eingeschaltet werden, ob es sich nun um Masern, um eine hochfieberhafte Angina oder um eine fieberhafte Bronchitis gehandelt hat.

Von den speziellen Symptomen wird man bisweilen den katarrhalischen Veränderungen an den Augen Beachtung schenken müssen. Starke schleimig-eitrige Sekretion ist mit Wattebäuschchen, welche in Kamillentee oder in eine schwach rosa gefärbte Kaliumpermanganatlösung oder in 2%iges Borwasser getaucht werden, zu entfernen. Der Lidrand ist einzufetten, eingetrocknete Krusten sind mit lauwarmem Mandelöl zu erweichen. Wenn die Schwellung und Auflockerung und konsekutive Sekretbildung der Schleimhaut hochgradig ist, wird man diese einige Male mit 1%iger oder auch mit 2%iger Argentum-nitricum-Lösung tuschieren. Die Haut der Lider ist auf jeden Fall gegen die Mazeration von seiten des Sekrets zu schützen, indem man sie mit Salbe einfettet.

Auch die Haut des Naseneingangs ist wegen der Gefahr des Wundwerdens zu salben. In die Nasenhöhlen ist etwas Oel oder 2- bis 3%iges Borvaselin einzubringen, um einer starken Reizung und Verlegung vorzubeugen.

Dem Ohr ist genaue Aufmerksamkeit zu schenken. Bei Schmerzen ist mehrmals täglich 3- bis 5%iges Karbolglyzerin oder Otalgan in den Gehörgang einzutropfen, bei Ohrenfluß ist das Sekret durch 3%ige Perhydroleinträufelung mehrmals täglich zu entfernen. Kommt es zur Mitbeteiligung des Processus mastoideus an dem Entzündungsprozeß, so ist für die etwa nötige Operation zeitgerecht der Ohrenarzt beizuziehen.

Die Laryngitis subglottica oder der Pseudokrupp im Prodromalstadium verlangt die gleiche Behandlung wie die unspezifische Laryngitis; meistens schwindet diese Komplikation nach Ausbruch des Exanthems spontan. Mäßige Schwitzprozeduren, häufige Verabreichung warmer Getränke, Inhalationen, Expektorantien, heiße feuchte Umschläge um den Hals genügen für die leichteren Grade. Bei den schwereren Formen wird Derivation mittels eines Senfwickels auf den Hals und Kehlkopf zu versuchen sein. Aber auch beim Pseudokrupp der Masern wird gelegentlich einmal Intubation oder Tracheotomie nötig sein. Die Intubation ist für gewöhnlich vorzuziehen, besonders mit Rücksicht auf die kurze Dauer der Erkrankung.

Wenn sich die Masernbronchitis vorwiegend in einem Reizhusten ohne stärkere Sekretion äußert, ist Codein anzuwenden, um den quälenden Zustand zu mildern. Bei reichlichem Sekret ist es besser, ein Expektorans zu verwenden. Von Codeinum phosphoricum soll bei Kleinkindern alle acht oder zehn Stunden 0·01 oder 0·02 verordnet werden, bei Kindern von sechs bis acht Jahren etwa 0·02 bis 0·03; dies ist eine gar nicht kleine Dosis, welche die erwünschte Wirkung bringt, falls Codein überhaupt am Platze war. In früheren Jahren, als die Hydrotherapie in Mode war, hat man auch bei den Masern hohes Fieber mit kühlen Einpackungen behandelt; jetzt begegnet diese Methode (berechtigt oder unberechtigt?) im Publikum hinsichtlich der Masern einem gewissen Mißtrauen — man fürchtet das „Nachinnenschlagen" des Exanthems —, so daß man besser daran tut, im Prodromal- und Exanthemstadium solche Prozeduren nicht anzuordnen. Im Gegenteil wird warmes Zudecken durch die dabei entstehende Hauthyperämie das Exanthem schön herausbringen und dabei die Schleimhäute schneller entlasten. Nach dem Ablauf des Masernexanthems können bei etwa vorhandenen Lungenkomplikationen Wickel ohne Bedenken angewendet werden.

Die Masernprophylaxe mit Rekonvaleszentenserum.

Eine spezifische Therapie der Masern gibt es nicht, aber es gibt eine spezifische Prophylaxe der Masern, welche bei rechtzeitiger Anwendung trotz sicher stattgefundener Infektion den Ausbruch der Krankheit zuverlässig verhindert. Wenngleich die Masern eine Krankheit sind, welcher die jetzt der einzelne Mensch im allgemeinen auf die Dauer nicht entgehen kann, so wird der Arzt doch bisweilen Umstände vorfinden, wo er um jeden Preis den Ausbruch dieser Krankheit gerade zum vorhandenen Zeitpunkt verhindern möchte. Und diese Möglichkeit haben wir. Wir können trotz Infektion den Ausbruch der Masern verhindern, bis nach Monaten oder Jahren eine neue Maserninfektion das Kind in einem kräftigeren und widerstandsfähigeren Zustand antrifft.

Diese Masernprophylaxe nach Degkwitz beruht auf der Verwendung von menschlichem Rekonvaleszentenserum. Die Schwierigkeit besteht darin, daß dieses Schutzserum nicht im Handel erhältlich ist, sondern nur in einzelnen größeren Infektionsspitälern gewissermaßen ad usum proprium gewonnen und aufbewahrt wird, von wo es freilich in beschränkter Menge oft auch dem praktischen Arzt zur Verfügung gestellt wird. Unter günstigen Umständen kann aber der praktische Arzt das Serum selbst gewinnen. Da in manchen Fällen die Masernprophylaxe Lebensgefahr verhütet, soll sie hier genauer besprochen werden.

Die Blutentnahme soll sieben bis neun Tage nach der Entfieberung vorgenommen werden, und zwar nur von

Rekonvaleszenten, deren Masern komplikationslos verlaufen sind. Selbstverständlich müssen die Spender nicht bloß klinisch luesfrei sein, sondern auch eine negative Wassermannreaktion aufweisen. Auch keine Zeichen einer aktiven Tuberkulosekrankheit dürfen vorhanden sein. Eine positive **Tuberkulinreaktion** des Spenders ist keine Kontraindikation **für die Verwertung** seines Serums bei tuberkulinpositiven Kindern. **Tuberkulinnegative** Kinder dürfen nur Serum von tuberkulinnegativen Spendern erhalten. Die Blutentnahme muß steril aus einer Vene vorgenommen werden und das gewonnene Serum muß **keimfrei erhalten** werden, dadurch, daß es mit Karbolsäure **versetzt wird.** Für 40 ccm Serum genügt ein Tropfen 5%iger Karbolsäurelösung. Für den Praktiker empfiehlt es sich nicht, selbstgewonnenes Serum zu verarbeiten und aufzubewahren. Besser ist es, wenn er es einem Laboratorium, das mit der Methodik vertraut ist, zur Prüfung der Keimfreiheit und zur Konservierung übergibt. Er kann auch den Serumspender an die Anstalt weisen, wo auch die Venaepunktion vorgenommen wird. (Ueber eine andere Möglichkeit, welche dem praktischen Arzt zur Verfügung steht, soll etwas weiter unten gesprochen werden.) Von dem auf diese Weise hergestellten Serum spritzt man nun bei Kindern unter vier Jahren 3 ccm subkutan oder intramuskulär ein. Bei Kindern über vier Jahren ist die doppelte Dosis nötig. Erfahrungsgemäß sind Masernkranke bereits vier Tage bevor der Ausschlag erscheint (also während der Prodrome) ansteckend, und zwar in besonders hohem Maße; mit dem Auftreten des Exanthems wird die Infektiosität gering. Leben Kinder in Gemeinschaft mit solchen, welche eben einen frischen Ausschlag im Gesicht zeigen, also am 1. Exanthemtag sind, dann kann man annehmen, daß sie sich am 4. Inkubationstag befinden, es sei denn, daß sie schon früher von einem anderen Patienten angesteckt wurden. Mit 3 ccm oder bei älteren Kindern mit 6 ccm kann zu diesem Zeitpunkt das Auftreten der Masern vollständig verhütet werden. Am 5. oder 6. Inkubationstag können die Masern nur durch die doppelte Dosis verhütet werden, die einfache Dosis kann lediglich eine Abschwächung oder Mitigierung der Masern bewirken. Vom 7. Inkubationstag ab verleiht auch die größte Serumdosis keinerlei Schutz mehr.

Die andere Möglichkeit, von welcher eben gesprochen würde und welche für den Praktiker leichter durchführbar ist, ist die Verwendung von Erwachsenenblut oder vielmehr Erwachsenenserum. Injiziert man bis zum 4. Inkubationstag eine genügende Menge (40 bis 60 ccm Blut oder 20 bis 30 ccm Serum), so kann man bei etwa der Hälfte der Fälle den Ausbruch der Masern vollständig verhindern, bei den meisten Individuen der restlichen Hälfte entstehen abgeschwächte Masern. Dieses Serum oder Blut nimmt man von der Mutter oder vom Vater, vorausgesetzt, daß diese einmal Masern überstanden haben; da man es intragluteal injiziert, so ist eine Beachtung der Blutgruppe überflüssig. Man gewinnt das Blut unter sterilen Kautelen aus den Armvenen des Erwachsenen; entweder läßt man das Serum sich absondern und injiziert nur dieses, oder besser noch, man injiziert gleich nach der Entnahme dem Kind das Vollblut; damit es in der Spritze nicht gerinnt, gibt man in diese ein Zehntel des Volumens an steriler 3%iger Natriumzitratlösung, also in eine 20 ccm fassende Spritze 2 ccm Zitratlösung, und drei solcher blutgefüllter Spritzen werden injiziert. Das serotherapeutische Institut in Wien liefert solches Erwachsenenserum („Reaktiviert" nach der Methode von Baar), wovon mindestens 20 ccm zu verwenden sind.

Da der Mensch die Masern irgend einmal durchmachen muß, so wäre es nicht sinnvoll, bei jedem infizierten Kind Masernprophylaxe zu treiben. Man wird nur solche Kinder schützen, bei denen im augenblicklichen Zustand die Masern eine schwere Gefahr bedeuten; also man wird schwächliche Säuglinge und rachitische Kleinkinder wegen der Gefahr der Pneumonie schützen, sowie frische Tuberkulosefälle wegen der Gefahr der Ausbreitung und Neuherdbildung im Körper. Neugeborene und junge Säuglinge von Müttern, welche die Masern irgendwann durchgemacht haben, sind im allgemeinen gegen die Krankheit immun. Der Schutz, den die Seruminjektion verleiht, dauert freilich nur einige Wochen; es vergeht aber außerhalb von Epidemien oft lange Zeit, bis das Kind neuerdings der Infektion ausgesetzt wird. Inzwischen kann sich aber das Kind gekräftigt haben. In manchen Fällen ist es besser, abgeschwächte Masern durchmachen zu lassen, welche wahrscheinlich eine lebenslange Immunität verleihen, aber den Organismus des Kindes kaum schwächen und schädigen.

Wie sehen mitigierte Masern aus? Sie haben eine (bis zu vier Wochen) verlängerte Inkubationszeit, die Temperatursteigerung ist meistens außerordentlich gering, z. B. 37·3⁰, 37·6⁰. Es bestehen keine katarrhalischen Erscheinungen, keine Koplikschen Flecken, und als einziges sicheres Symptom ist ein sehr spärliches unscheinbares Exanthem festzustellen. Es ist aber darauf hinzuweisen, daß mitigierte Masern ebenso ansteckungsfähig sind, wie die vollvirulente Krankheit.

Die sanitären Verhältnisse.

Die Inkubationszeit der Masern zeigt nahezu keine Schwankungen; es dauert von der Infektion bis zum Ausbruch des Exanthems fast immer genau 14 Tage.

Die Prodrome beginnen schon einige Tage früher, nämlich zwischen dem 9. und 11. Tage nach der Infektion.

Die Disposition für die Masern ist eine ganz allgemeine, allgemeiner als bei jeder anderen Infektionskrankheit. Wer die Masern noch nicht durchgemacht hat, bekommt sie, sobald er mit ihnen zum ersten Mal Kontakt hat. Deshalb auch werden die Masern meistens schon im Kindesalter durchgemacht. Eine gewisse Ausnahme macht nur das erste Lebenshalbjahr; da besteht eine geringere Empfänglichkeit gegenüber den Masern; diese beruht auf einer passiven Immunität, d. h. auf einem während der Gravidität erfolgten Uebergang von Schutzstoffen von der Mutter auf das Kind. Bei Brustkindern hält diese passive Immunität durch die dauernde Erneuerung der Immunstoffe, welche mit der Muttermilch aufs Kind übergehen, länger an als bei künstlich genährten Säuglingen. Hat die Mutter jedoch Masern noch nicht überstanden, so ist auch der Säugling gegenüber den Masern schutzlos.

Die Masern hinterlassen eine lebenslängliche Immunität, so daß eine zweimalige Erkrankung fast nicht vorkommt. Die Behauptung des öfteren Vorkommens beruht fast immer auf einer irrtümlichen Beobachtung (Verwechslung mit Rubeolen, Exanthema subitum usw.); in ganz seltenen Fällen entspricht sie wohl auch einmal der Wahrheit.

Die Uebertragung der Krankheit geschieht durch direkten Kontakt mit einem erkrankten Individuum oder durch die mit Keimen infizierte Luft. Die Erreger müssen wohl sehr klein sein und sich in der Luft deshalb verhältnismäßig leicht schwebend erhalten, da die Maserninfektion vom Kranken weg bei entsprechendem Luftzug auf verhältnismäßig weite Strecken hin (15 bis 20 m weit) zustande kommen kann. Das Masernvirus verliert aber außerhalb des Körpers schnell seine Wirksamkeit, denn, ist der Kranke aus einem Raum entfernt worden, so erlischt die Infektiosität der Luft binnen wenigen Minuten. Zur Desinfektion genügt also für Räume wie für Gegenstände bloßes Auslüften.

Eine Isolierung des erkrankten Kindes zum Schutze der noch ungemaserten Geschwister hat nur im allerfrühesten katarrhalischen Stadium einen Zweck. Am 2. oder 3. Prodromaltag sind die Geschwister schon infiziert.

Können die **Geschwister** eines masernkranken Kindes die Schule besuchen oder mit anderen Kindern zusammenkommen? Wenn sie die Masern schon überstanden haben, also selber nicht mehr erkranken können, dann können sie in die Schule gehen. Haben sie die Masern noch nicht durchgemacht, so könnten sie die ersten acht Tage, also vor dem Ausbruch der Prodrome noch zu anderen Kindern kommen. Vom 9. Tag ab müssen sie jedoch separiert werden, da bei ihnen nun die Prodrome auftreten können und mithin die Infektiosität beginnt. Erkranken sie jedoch nicht, so können sie 15 Tage nach Beginn des Exanthems beim kranken Geschwister wieder unter Kinder kommen. Vorsichtiger ist es noch, die ungemaserten Geschwister eines Morbillenpatienten vom 1. Tag des Exanthems dieses Masernpatienten ab 15 Tage lang von anderen Kindern fernzuhalten.

Aehnlich ist es bei den anderen Infektionskrankheiten zu halten. Haben die Geschwister eines Patienten die Krankheit schon überstanden, so können sie zur Schule gehen; haben sie die Krankheit noch nicht durchgemacht, so müssen sie für die längste Dauer der Inkubationszeit von der Schule ferngehalten werden. Dies gilt z. B. für Feuchtblattern, Röteln, Mumps, Keuchhusten; wer hier nicht selbst erkrankt, kann die Krankheit nicht übertragen. Bei **Diphtherie** und **Scharlach** jedoch können auch gesunde Menschen, welche die Krankheit schon durchgemacht haben, als **Bazillenträger**, ohne selbst neuerdings zu erkranken, die Infektion übermitteln. Hier müssen, bevor man die Geschwister zur Schule schickt, vom sanitätspolizeilichen Amtsarzt die Weisungen eingeholt werden.

Die Rubeolen.

Die Röteln sind eine sehr gutartige Kinderkrankheit, welcher nur insofern eine gewisse Bedeutung in der Praxis zukommt, als sie mit leichten Masern oder, was noch wichtiger ist, mit einem milden Scharlach verwechselt werden kann. Zur Diagnose braucht man zwei oder drei Bestimmungsstücke: Das typische Exanthem, die universellen Mikrodrüsenschwellungen und in fraglichen Fällen vielleicht noch den charakteristischen Befund von Plasmazellen im Blut.

Der Ausschlag erscheint zuerst am Kopf, auf der Nase und an der Oberlippe und an den übrigen Partien des Gesichtes; auch die behaarte Kopfhaut wird befallen. Dann kommt der Rumpf daran und schließlich die Extremitäten. An den Extremitäten werden die Streckseiten oft stärker als die Beugeseiten befallen. Manchesmal sind sie der vorwiegende oder ausschließliche Sitz des Exanthems. Die Handflächen und Fußsohlen zeigen gleichfalls eine deutliche Fleckung. Von dieser Art der Ausbreitung gibt es oft genug Abweichungen, so z. B. daß die Extremitäten vor dem Rumpf ergriffen werden. Im Gegensatz zu den Masern breitet sich das Exanthem rasch aus; manchesmal hat es binnen wenigen Stunden seine größte Ausdehnung erreicht. Das Abblassen geschieht ebenfalls sehr rasch, so daß der Ausschlag immer nur an einem Teil des Körpers deutlich zu sehen ist. Meistens verhält es sich dergestalt, daß durch zwei, höchstens drei Tage an irgend einem Gebiet des Körpers das Rubeolenexanthem festzustellen ist.

Wie sehen typische Röteln aus? Sie zeigen sich im entwickelten Zustand als linsengroße, blaßrote, ovale Flecke, welche im Niveau der Haut liegen. Anfänglich sind es kleine punktförmige Erhöhungen. Im Gegensatz zu den Masern sind die Rubeolen nie konfluiert. Der rein rote Farbton im Gegensatz zum bräunlichen der Masern ist recht charakteristisch, so daß die Unterscheidung meistens nicht schwer fällt.

Schwieriger ist es manchmal, bei besonderer Kleinheit der Flecken und bei dichter nahe aneinander liegender Aussaat, diese blaßrote Punktiertheit von einem milden Scharlachexanthem zu unterscheiden. Dabei ist es wichtig, das zweite Hauptsymptom der Rubeolen festzustellen, nämlich die **allgemeine Schwellung der Hautlymphdrüsen**; dieses Symptom ist ganz regelmäßig und gehört gewissermaßen zur Diagnose der Röteln. Die peripheren Lymphdrüsen schwellen an; doch erreichen sie keine besondere Größe; Bohnen- oder Haselnußgröße wird nicht überschritten. Bei empfindlichen Kindern sind sie auch etwas schmerzhaft und bei mageren Kindern kann man die Drüsenschwellungen bisweilen auch sehen, wenn sie über das Niveau der Haut hervortreten. Diese Drüsenschwellungen sind auch bisweilen der Grund, warum ängstliche Eltern die Kinder zum Arzt bringen, wo erst der richtige Sachverhalt, d. h. das Exanthem aufgedeckt wird. Die deutlichsten Drüsenschwellungen tastet man am Nacken, am Rand des Musculus trapezius, sowie unter der behaarten Kopfhaut an der Hinterhauptschuppe. Auch an der Spitze des Processus mastoideus sind fast immer kleine Drüsen zu tasten. Diese angegebenen Stellen sind die am meisten charakteristischen Fundorte. Aber auch an den anderen normalen Fundstellen der Lymphdrüsen, seitlich am Hals, in der Axilla und in inguine sind vermehrte und etwas vergrößerte Drüsen zu palpieren. Die Drüsentumoren bleiben für ein bis zwei Wochen bestehen, um dann zu verschwinden. Oft treten die Drüsenschwellungen **schon vor dem Erscheinen** des Hautausschlages auf.

Hat man nun das Exanthem betrachtet und die Drüsenschwellungen festgestellt, so gilt es noch, die Schleimhäute zu inspizieren. Auch hier ist das Verhalten anders als bei den Masern und beim Scharlach. Zu den Masern gehören starke katarrhalische Erscheinungen, bei den Röteln ist die Schleimhautreizung nur gering oder fehlt ganz. Eine leichte Rötung der Konjunktiven, ein unbedeutender Schnupfen, eine geringe Heiserkeit können wohl vorkommen, sie sind aber recht wenig ausgesprochen und ganz nebensächlich. Koplik sche Flecke sind nie vorhanden.

Das Allgemeinbefinden ist während der Röteln kaum beeinflußt, so daß der Ausschlag oft das einzige Symptom der Krankheit bildet. Die Kinder werden nur deshalb zum Arzt gebracht, weil die Eltern fürchten, es könnte sich um Masern oder Scharlach handeln. Das Fieber ist geringfügig und kurzdauernd, meistens kommt es nur zu vereinzelten subfebrilen Erhebungen zur Zeit des Exanthemausbruches; 39^0 ist eine Seltenheit. Der Fieberabfall vollzieht sich sehr rasch, selbst wenn der Ausschlag noch weiterschreitet. Viele Fälle verlaufen ganz ohne Fieber.

Die Epidemien in Europa gehen im Gegensatz zu den

Meldungen aus Amerika ohne jede Komplikation einher. Die **Prognose** ist demgemäß gut. Freilich wurde im Rahmen der letzten Epidemie auch über ganz vereinzelte Fälle von Enzephalitis im Anschluß an die Röteln berichtet, doch soll dieses ganz seltene Vorkommen die praktische Harmlosigkeit der Krankheit nicht in Mißkredit bringen.

Eine **Therapie** ist nicht nötig.

Differentialdiagnostisch kommen die milden Formen mancher Exantheme in Betracht. Masern, Scharlach, das infektiöse Erythem sowie die Serumkrankheit können in ähnlicher Form wie die Rubeolen auftreten. Am meisten Aehnlichkeit haben die Röteln mit leichten **Masern**; früher hielt man ja die Rubeolen für eine abgeschwächte Form der Masern. Das Exanthem ist aber bei den Masern viel eindrucksvoller, die Flecken sind dunkler und springen stärker ins Auge; man muß nicht, wie so oft bei den Röteln, danach suchen. Die Bindehaut und die oberen Luftwege sind bei den Masern stark beteiligt, das Fieber ist hoch. Die Koplikschen Flecke sprechen immer mit Sicherheit gegen Röteln und für Masern. Röteln haben keine Prodrome, bei den Masern ist das Kind schon ein paar Tage krank, ehe das Exanthem herauskommt. Bei den Masern ist die Diazoreaktion im Harn positiv, bei den Röteln bleibt sie aus.

Die Unterscheidung gegen **Scharlach** ist dann schwierig, wenn das Exanthem ganz kleinfleckig ist. Für die Diagnose des Scharlachs braucht man die leicht gelbe Verfärbung der Haut, den roten Rachen mit der Angina und den dazu gehörigen Schwellungen der Kieferwinkeldrüsen. Diese Drüsenschwellungen sind meistens mindestens nußgroß. Die Drüsenschwellungen bei den Rubeolen dagegen sind viel kleiner und vorwiegend am Nacken und an der Hinterhauptschuppe wie am Processus mastoideus lokalisiert.

Nach Heilseruminjektionen, nach manchen Medikamenten, bei der Blatternschutzimpfung, bei Grippe und manchen anderen Infektionskrankheiten kann es gelegentlich zu rötelartigen Ausschlägen kommen, die nur bei Berücksichtigung aller Nebenumstände von den Rubeolen zu unterscheiden sind.

Die **Ansteckungsfähigkeit** besteht so lange, als das Exanthem sichtbar ist; sie ist nicht sehr groß, nicht jedes infizierte Kind erkrankt. Die Ansteckung geschieht meistens direkt, oft mit dem Luftzug über mehrere Meter weite Luftstrecken hin; vielleicht gibt es auch Uebertragung durch dritte Personen. Die **Inkubationszeit** beträgt meistens 17 Tage, gelegentlich auch nur 15 Tage oder aber mehr, bis zu 20 Tagen. Kleinkinder und jüngere Schulkinder sind anfälliger als andere Altersgruppen.

Die vierte Krankheit (Dukes-Filatow).

Prodrome fehlen in den meisten Fällen; bei ausnahmsweise schwerer Erkrankung können geringe Halsschmerzen, Uebelkeit, Kopfschmerz, Appetitlosigkeit und Rückenschmerzen vorhanden sein.

Der Ausschlag ist meistens das erste wahrnehmbare Symptom der Erkrankung; er ist kleinfleckig und dicht, blaßrosa makulös. Er bedeckt binnen wenigen Stunden den ganzen Körper. Auch im Gesicht ist er sichtbar, wenngleich weniger deutlich; doch bleibt die Umgebung der Lippen und die der Nase in der Regel verschont. Der Rachen ist rot, die Zunge belegt, eine Himbeerzunge kommt jedoch nicht zustande. Die Conjunctiva ist injiziert. Die Halsdrüsen und die Drüsen am Nacken sind etwas geschwollen, die Anschwellungen sind jedoch weniger markant als bei den Röteln. Der Ausschlag blaßt rasch ab und nachher folgt eine zarte schilfernde Schuppung, die nach ein bis zwei Wochen beendet ist. Die Temperatursteigerungen erreichen keine besondere Höhe, auch die übrigen Allgemeinerscheinungen bleiben milde.

Wie aus den Schilderungen des Krankheitsbildes auf Grund der Angaben von Dukes hervorgeht, besteht eine große Aehnlichkeit mit einem leichten Scharlach, der mit geringer Eruption und mit milden Allgemeinerscheinungen einhergeht. Für die vierte Krankheit ist besonders charakteristisch der leichte Verlauf, das vollständige Fehlen aller Komplikationen und Nachkrankheiten, das schnelle Schwinden der Infektionsfähigkeit und die lange Inkubationsdauer von 9 bis 21 Tagen. Die Selbständigkeit der vierten Krankheit kann daraus abgeleitet werden, daß von ihr auch solche Kinder befallen werden, welche Scharlach oder Röteln sicher überstanden haben oder später noch in einwandfreier Form überstehen.

Es besteht somit die größte Wahrscheinlichkeit, daß es neben Masern, Röteln und Scharlach eine gesonderte vierte Krankheit tatsächlich gibt.

Wer wird aber den einzelnen Fall zweifelsfrei erkennen können? Der Praktiker wird sich wohl einmal bei einem der geschilderten Krankheitsbilder den Verdacht auf die Dukessche **Krankheit** durch den Kopf gehen lassen. Er wird aber gut daran **tun**, dabei trotzdem alle jene Vorsicht walten zu lassen, **w**elche einem echten Scharlach gebühren würde.

Das Erythema infectiosum (Megalerythem).

Der die Krankheit am besten bezeichnende Namen ist Großfleckenausschlag. Es ist eine verhältnismäßig seltene Krankheit, welche man nur gelegentlich zu sehen bekommt und welche vereinzelt oder in kleinen Epidemien auftritt. Der Verlauf ist immer leicht. Prodrome gibt es nicht. Die Krankheit besteht lediglich aus einem Exanthem, doch hebt sich dieses Exanthem durch zwei charakteristische Eigenschaften von den anderen Ausschlägen ab: es hat eine besondere Lokalisation und die einzelnen Effloreszenzen sind ungewohnt groß.

Die Lokalisation betrifft den Kopf und die Extremitäten, während der Rumpf ziemlich frei bleibt. Am Kopf sind es vor allem die Wangen, welche das Exanthem aufweisen, während die Nase, wenigstens die untere Nasenhälfte und der Mund zumeist frei bleiben; so kommt bisweilen eine Schmetterlingszeichnung des Ausschlages im Gesicht zustande. An den Gliedmaßen werden gerade die Streckseiten befallen, wobei der Arm reichlicher bedacht ist als das Bein. Die Hauptfundstellen für den Ausschlag sind immer die Wange, die Ellbogengegend und das Gesäß. Dabei ist eine gewisse Symmetrie in der Ausbreitung festzustellen.

Wie sieht das Exanthem aus? Auf den Wangen z. B. zeigt es sich in Form großer (münzengroßer) Flecke, welche hochrot und etwas erhaben sind. Diese Flecke wachsen rasch und konfluieren, wobei sie zu landkartenartigen oder girlandenförmigen Figuren zusammentreten, welche sich in der Mitte verflachen und grauviolett verfärben. Die Wangen sehen dadurch gedunsen aus, sie sind anfänglich flammend rot, und wenn man sie anfühlt, sind sie heiß und etwas infiltriert. Die Exanthemstellen grenzen sich scharf mit einer erhabenen zackigen Randlinie von der normalen Haut am Unterkiefer und vor dem Ohr ab. Aehnlich wie im Gesicht ist die Beschaffenheit des Exanthems an den Extremitäten. Der Rumpf bleibt vom Ausschlag ganz frei oder er wird zumindest später und viel schwächer als die anderen Gebiete befallen, wobei die Exanthemflecke nur eine blaßrote Marmorierung der Haut zustande bringen. Diese unscheinbaren Flecke am Rumpf treten jedenfalls gegenüber dem wahrhaft imposanten Ausschlag im Gesicht und an den Armen ganz zurück.

Der hochrote Farbton weicht bald der Blaufärbung; immerhin bleibt der Ausschlag durch eine Woche bestehen. Während dieser Zeit gibt es keine Allgemeinerscheinungen, es ist kein Fieber vorhanden, vielleicht, daß einmal subfebrile Temperaturen auftreten. Der Ausschlag heilt ohne alle Komplikationen ab. Keinerlei Therapie ist nötig. Wer trotzdem etwas verordnen will, läßt die heißen Stellen einstuppen.

Die D i a g n o s e gründet sich auf die großfleckige Beschaffenheit des Exanthems, auf die Lokalisation, welche den Rumpf und die Beugeseiten ausspart, und auf das Fehlen jeglicher anderer Krankheitserscheinungen. Am meisten Aehnlichkeit hat der Ausschlag vielleicht mit den Masern, doch befallen diese ja universell den ganzen Körper und insbesondere auch den Stamm. Die starken katarrhalischen Erscheinungen und das hohe Fieber bei den Masern sind ein weiteres Unterscheidungsmerkmal. Ueberdies ist der Farbton der Masern mehr bräunlich, während er beim Megalerythem zuerst hochrot und dann grauviolett ist. Die Röteln sind nie so auffallend wie das Großfleckenexanthem, außerdem ist ihre Farbe lichter und unscheinbarer. Den Scharlach wird man kaum jemals mit dem Megalerythem verwechseln. Das Erysipel könnte vielleicht eher einmal verwechselt werden, doch ist beim Rotlauf die Rötung nicht fleckig, sondern diffus, außerdem bestehen schwerere Allgemeinerscheinungen, vor allem Fieber. Das Erythema exsudativum multiforme dauert länger, es ist auch polymorpher als das Megalerythem, wo vesikulöse Formen nie vorkommen; die blassere Farbe, wie das Urtikarielle der Effloreszenzen beim multiformen Erythem ist ein weiteres Unterscheidungsmerkmal. Auch die Lokalisation ist eine verschiedene, da es Hand- und Fußrücken bevorzugt, Gegenden, welche vom Megalerythem nie befallen werden. Die Pityriasis rosea juckt, führt zu Schuppenbildung, läßt das Gesicht meistens frei und hat einen chronischen Verlauf.

Die Infektiosität des Megalerythems ist nicht groß. Die meisten Krankheitsfälle treten im Frühjahr auf. Die Inkubationszeit beträgt 7 bis 14 Tage.

Das Exanthema subitum (criticum).

Das Exanthema subitum oder das kritische Dreitagefieber ist eine wohlcharakterisierte Ausschlagskrankheit, welche nur bei älteren Säuglingen und jüngeren Kleinkindern vorkommt; der Verlauf ist stets der gleiche. Zuerst tritt hohes Fieber bis 39^0 oder 40^0 auf, ohne daß irgend welche anderen Krankheitssymptome zu finden wären; selten bestehen Ohrenschmerzen und Schnupfen. Am 4. Krankheitstag, selten auch erst am 5. oder 6. Tag, erfolgt kritischer Fieberabfall und Auftreten eines mäßig reichlichen klein- oder mittelgroßfleckigen masernähnlichen, manchmal auch urtikariaähnlichen blaßroten Exanthems. Das Exanthem befällt die untere Gesichtshälfte, den Rumpf, den Nacken und die Extremitäten; es bleibt ein oder zwei Tage sichtbar und blaßt dann rasch ab, ohne Hinterlassung einer Pigmentierung. Damit ist die Krankheit beendigt. Selten einmal kann es nach der Entfieberung und dem Auftreten des Ausschlages noch zu einem kurzdauernden Fieberrezidiv von wenigen Stunden kommen. Komplikationen gibt es keine. Die Prognose ist eine absolut gute. Eine Therapie ist nicht nötig. Die Inkubationszeit scheint 7 Tage zu betragen.

Die Differentialdiagnose gegenüber den Masern stützt sich auf das Fehlen der Koplikschen Flecke, des Enanthems, sowie des Hustens. Die Röteln hinwieder beginnen mit dem Ausschlag, während er beim Dreitagefieber erst später kommt. Auch fehlen hier die Drüsenschwellungen.

Die Varizellen.

Die Erkennung der Varizellen (Feuchtblattern, Wind- oder Wasserpocken) ist in den allermeisten Fällen leicht. Die Mutter gibt an, daß das Kind einen bläschenförmigen Ausschlag hat, und während sie das Kind auskleidet, kann man feststellen, daß der kleine Patient gut aussieht und durch die Krankheit in seinem Allgemeinbefinden kaum alteriert ist. Dies stimmt auch gut mit dem Bericht der Mutter überein, daß die Krankheit mit dem Ausschlag begonnen hat und im wesentlichen im Ausschlag besteht. Vielleicht, daß das Kind in der letzten Nacht etwas unruhiger geschlafen hat und nun etwas müde und appetitlos ist. Ist nun der Körper entblößt, so sieht man, unregelmäßig über die Haut verstreut, kleine rote Flecke und Knötchen und auch einige Bläschen; Gesicht, Stamm und Extremitäten sind gleicherweise befallen. Kommt der Arzt erst nach drei oder vier Tagen zum Kinde, so sind an manchen Effloreszenzen auch kleine Krusten vorhanden.

Der Ausschlag kommt in mehreren Schüben und man sieht deshalb auf der Höhe der Erkrankung die verschiedenen Formen der Effloreszenzen, welche die verschiedenen Entwicklungsstadien darstellen, gleichzeitig nebeneinander bestehen. Das erste Entwicklungsstadium sind die roseolaähnlichen Flecke, von denen einige klein bleiben, andere wieder rasch zu Linsengröße anwachsen. Nach wenigen Stunden wandeln sich die Flecke zu Knötchen oder zu Papeln und bald bilden sich aus den Papeln da und dort Bläschen. Noch im Laufe des ersten Tages sieht man also an verschiedenen Stellen des Körpers, gewöhnlich im Gesicht und am behaarten Kopf, dann am Rücken, am Gesäß, an Armen und Beinen eine geringere oder größere Anzahl von Bläschen von Stecknadelkopf- bis Erbsengröße. Sie sind mit einer klaren Flüssigkeit gefüllt, von grauer oder graugelber Farbe. In manchen Fällen steht das Bläschen in der Mitte einer stark erhabenen roten Papel, die das Bläschen mit einem roten Wall umgibt. In anderen Fällen geht der Rand der Varizellenblase direkt in die normale Haut über. Allmählich werden die

Bläschen durch Färbung der Flüssigkeit gelber und bekommen eine Delle. Dann trocknen sie rasch (nach drei, vier Tagen) zu dünnen braunen Schorfen ein. Es ist für die Varizellen zum Unterschied von anderen Blasenausschlägen charakteristisch, daß sich bei ihnen immer nur ein kleiner Teil der gesamten Aussaat zu Bläschen entwickelt, während der größere Teil auf der Stufe der Flecken oder der Knötchen stehen bleibt, um dann wieder zurückzugehen. Ein anderes Charakteristikum, das mit der Entwicklungshemmung einzelner Effloreszenzen zusammenhängt, ist der auffallende **Größenunterschied**, der sowohl bei den Knötchen, als auch bei den Bläschen besteht. Besichtigt man den entblößten Rücken eines Varizellenkranken mit einigermaßen reichlicher Aussaat, so fällt einem der Vergleich mit einer Sternkarte ein, wo in buntem Wechsel Sterne 1. bis 9. Größe nebeneinander stehen. Bei den echten Blattern sind die einzelnen Effloreszenzen ungefährt gleich groß und immer gleich entwickelt.

Die Zahl der vorhandenen Effloreszenzen ist ganz verschieden; oft ist nur eine mäßige **Menge** von ihnen, etwa 50 bis 60 vorhanden, bisweilen ist eine reichliche Menge von ihnen aufgeschossen; manchmal sind aber nur sehr spärliche Knötchen und Bläschen zu sehen; aber auch wenn nur fünf oder sechs eindeutige Varizellenbläschen am ganzen Körper zu finden sind, so ist damit die Diagnose doch einwandfrei und sicher.

Wenn wir glauben, daß wir es mit Varizellen zu tun haben, so sehen wir an zwei bestimmten Körperstellen nach, ob wir auch dort Bläschen finden; ist dies der Fall so sind wir unserer Sache sicher. Die eine Stelle ist die **behaarte Kopfhaut**. Bei Varizellen finden wir immer zwischen den Haaren versteckt das eine oder das andere Bläschen. Vielleicht hatte schon die Mutter beim Kämmen des Kindes durch eine Schmerzäußerung diese Lokalisation bemerkt. Waren wir zuerst nicht ganz sicher gewesen, ob es sich um eine Urticaria handle, oder um Feuchtblattern, so schließt das Vorhandensein von Effloreszenzen am Kopf die Urticaria sicher aus. Noch wichtiger und ganz beweisend ist die Lokalisation auf der **Mundschleimhaut**. Bei Feuchtblattern findet man fast immer im Mund entweder am Gaumen, an den Gaumenbögen oder an der Wangenschleimhaut irgendwo ein zartes Geschwürchen nach einer Varizellenpustel; hatten wir eine Impetigo oder eine Pyodermie in Erwägung gezogen, so ist mit der gleichzeitigen Lokalisation auf der äußeren Haut und auf der Mundschleimhaut der endgültige Beweis für die Feuchtblattern erbracht.

Nach sechs bis acht Tagen ist gewöhnlich am ganzen

Körper die Eintrocknung der Bläschen vollzogen, die Zeit, bis die eingetrockneten Schorfe abgefallen sind, zieht sich über zwei bis drei Wochen hin. Die meisten Bläschen heilen ohne Narbenbildung; nur einzelne hinterlassen eine zarte Narbe, insbesondere dann, wenn durch Zerkratzen eine Verletzung eingetreten war oder wenn die Blasen stark eitrig waren. Die Varizellennarben erlauben, wenn sie vorhanden sind, durch ihre rundliche Form, die mehrfache Zahl und die Lokalisation hauptsächlich am Rumpf, oft auch durch den pigmentierten Rand, nach Jahren noch die Diagnose.

Einige Stunden vor Beginn der Eruption, manchesmal auch erst gleichzeitig oder nachfolgend, kann ein rasch vorübergehender „Rash" auftreten, ein flüchtiges Vorexanthem, das einem leichten Scharlachexanthem ähnelt und entweder größere Gebiete des Rumpfes befällt oder nur im Schenkeldreieck wahrzunehmen ist.

Die Varizelleneruption der Haut verursacht häufig Juckreiz beim Eintrocknen; der Juckreiz kann zum Zerkratzen und zu eitriger Infektion der Bläschen Anlaß geben.

Das Verhalten des Fiebers zeigt nichts Charakteristisches. Die Höhe entspricht der Ausbreitung und Intensität des Hautausschlages. In den banalen Fällen hält es sich in mittleren Höhen etwa bei 38·5⁰, bei spärlicher Aussaat bestehen oft auch nur subfebrile Temperatursteigerungen. Nach wenigen Tagen ist das Fieber wieder verschwunden.

Bei kachektischen Individuen werden die Bläschen bisweilen sehr groß und führen zu Gangrän der Haut; nach dem Platzen solcher Pusteln entstehen nicht wie gewöhnlich ganz seichte und oberflächliche Geschwüre, sondern tiefe und umfangreiche Ulzerationen, welche nur langsam und schwer heilen und beträchtliche Schmerzen verursachen können. Solche ekthymaartigen, wie ausgestanzten Varizellengeschwüre treten aber nur bei geschwächten Kindern auf; besonders wenn die Varizellen knapp nach dem Ueberstehen von Masern oder Keuchhustenpneumonien ablaufen, können sie so umfangreiche Substanzverluste hinterlassen.

Aber nicht nur in der Intensität, auch in der Lokalisation der Varizellenpusteln gibt es hie und da Ausnahmen. Eine verhältnismäßig nicht so seltene Lokalisation ist an der Vulva und an der Innenfläche der Labien. An der Conjunctiva palpaebrae wurden auch schon Feuchtblattern beobachtet; sie sind hier recht lästig, heilen aber gut ab. Noch peinlicher ist das Auftreten einer Varizellenpustel an der Iris. Auch für die Blasenschleimhaut muß man das gelegentliche Auftreten von Varizellenpusteln annehmen, da während der Feuchtblattern blutiger Harn beobachtet werden konnte, in dem lediglich Erythrozyten gefunden wurden, ohne daß irgend welche Zylinder oder renalen Elemente einen Hinweis auf eine Nierenentzündung gegeben hätten.

Allerdings kann eine echte hämorrhagische Nephritis als sehr seltene Komplikation in der zweiten Krankheitswoche auftreten; sie heilt aber fast stets in kurzer Zeit restlos ab. Von anderen Komplikationen, welche sich ebenso selten wie die Nierenentzündung einstellen, ist nur noch die Enzephalitis und die Labyrinthitis zu nennen. Alle diese Komplikationen sind jedoch so rar, daß man die Eltern, die sich nach der Gefährlichkeit und dem Verlauf der Varizellen erkundigen, nicht mit unwahrscheinlichen Möglichkeiten zu beunruhigen braucht, sondern man kann die Prognose als einwandfrei gut darstellen.

So einfach die Diagnose der Feuchtblattern ist, wenn das Exanthem in der typischen Form und in reichlicher Aussaat vorhanden ist, so gibt es doch manche Fälle, wo differentialdiagnostische Schwierigkeiten auftreten. Bisweilen kann man im Zweifel sein, ob es sich um Impetigines oder Varizellen handelt. Bei beiden Krankheiten kommen ja bräunliche Krusten vor, bei beiden Krankheiten kann es eitrige Blasen geben. Die Varizellenschildchen sind jedoch meistens kleiner, trockener, dunkelbraun und sitzen in den späteren Tagen auf reizloser Haut auf, während die Impetigines größere, honiggelbe, fettig glänzende Krusten bilden, unter welchen die Haut entzündet und gereizt ist und manchmal noch Eiter aufweist. Die Varizellenbläschen sind anfänglich meistens wasserklar oder leicht getrübt, selten werden sie so intensiv eitrig, wie die Impetigopusteln. Und während die Varizellen ziemlich diffus am Körper verteilt sind, sind die Impetigoeffloreszenzen mehr oder minder lokalisiert um die primären ursprünglichen Eiterherde. Die Lokalisation gibt aber noch eine andere sichere Unterscheidungsmöglichkeit, indem die Impetigines niemals auf der Mundschleimhaut Effloreszenzen erzeugen, was aber bei den Varizellen sehr häufig der Fall ist.

Eine zweite Krankheit, welche bisweilen mit beginnenden Feuchtblattern verwechselt werden kann, ist die Urticaria oder der Lichen urticatus, wenn die Exsudation sehr saftreich ist und das Lichenknötchen bläschenähnlich ist (Lichen variceliformis). Zur Entscheidung muß man sich an die Bläschenform der Feuchtblattern halten. Man muß alle Effloreszenzen anschauen, ob nicht doch ein richtiges Varizellenbläschen darunter ist; auch muß man die Weiterentwicklung der Effloreszenzen abwarten, ob am nächsten Tage nicht noch deutliche Bläschen entstehen, und muß die Flüchtigkeit der Urticaria gegenüber der relativen Dauerhaftigkeit der Varizellen in Anschlag bringen. Die Lichenknötchen sind überdies viel derber als die Varizellenknötchen, oft glasartig; auch befallen sie nicht die behaarte Kopfhaut und schon gar nicht die Mundschleimhaut.

Eine wichtige aber derzeit in den meisten Kulturstaaten kaum in Betracht kommende Erwägung betrifft den Unterschied zwischen den Varizellen und der Variola oder vielmehr deren gemilderte Form bei den Vakzinierten, der Variolois. Wenn die Varizellen stark ausgebildet sind und in zahlreicher Aussaat den Körper befallen haben, dann sind auch die Allgemeinerscheinungen schwerer als gewöhnlich. Wenn überdies der Bläscheninhalt noch sehr trüb, ja direkt eitrig geworden ist, kann bei solchen Varizellen der Verdacht auf Variola nicht von der Hand zu weisen sein. Man muß sich aber daran erinnern, daß die Variola schwere Prodromalerscheinungen (insbesondere Kreuzschmerzen) verursacht, während bei den Varizellen Prodrome, auch leichtere, immer fehlen; die Varizellen beginnen mit dem Ausschlag. Auch die Fieberkurve zeigt charakteristische Unterschiede: bei den Varizellen kommt das Fieber im Beginn des Exanthems und sinkt bald wieder ab. Bei den echten Blattern ist die Fieberkurve zweiteilig; das Prodromalfieber geht bei der Blatternaussaat, beim Auftreten des Exanthems herunter, um beim Eitrigwerden der Bläschen als „Suppurationsfieber" wieder anzusteigen. Bei den Varizellen fehlt ein sekundäres Eiterfieber. Bei der Variola ist der Ausschlag am stärksten im Gesicht und an den Händen ausgebildet, es kommt zu deutlicher Papelbildung, stärkerer Dellung der Bläschen und zu ausgesprochener Eiterung. Der Ausschlag beginnt im Gesicht und schreitet rasch nach abwärts fort, die Aussaat ist in drei Tagen beendet, so daß sich die Effloreszenzen fast überall im gleichen Stadium der Entwicklung befinden. Für die Feuchtblattern dagegen ist es charakteristisch, daß in der ganzen ersten Woche Nachschübe kommen können, so daß man meistens die verschiedenen Stadien der Effloreszenzen, vom Knötchen bis zur eingetrockneten eitrigen Blase nebeneinander sieht.

Die Feuchtblattern und die echten Blattern haben ätiologisch miteinander nichts zu tun. Wahrscheinlich stehen die Varizellen und der Herpes zoster miteinander in engem Zusammenhang, vielleicht haben sie sogar den gleichen Erreger. Diesen Zusammenhang muß man annehmen, weil Zostererkrankungen Varizellen in der Umgebung zur Folge haben können und weil auf Varizellen Herpes zoster folgen kann. Dabei entspricht das Intervall zwischen den beiden Erkrankungen der Inkubationszeit der Varizellen (die Inkubationszeit der Varizellen ist 14 Tage im Durchschnitt, die äußersten Grenzen sind 7 und 26 Tage). Die Folge

„Zoster-Varizellen" ist viel häufiger als die Folge „Varizellen-Zoster". Außer dem epidemiologischen Zusammenhang sprechen auch die morphologischen Aehnlichkeiten für die engen Beziehungen zwischen den beiden Krankheiten. Es gibt Varizellen mit zosterähnlicher Anordnung mancher Bläschen und anderseits Zoster mit verstreuten, den Varizelleneffloreszenzen ähnlichen oder ihnen gleichen Bläschen, wobei die Zostereffloreszenz zugleich oder vor den verstreuten Bläschen auftritt.

Bei unkomplizierten Varizellen ist eine Behandlung oft völlig überflüssig. Solange die Kinder fiebern und solange frische Effloreszenzen aufschießen, sind sie im Bett zu halten. Nachher dürfen sie aufstehen. Zu anderen Kindern (welche noch nicht Feuchtblattern durchgemacht haben) dürfen sie erst dann, wenn die letzten Krusten abgefallen sind. Dies gilt auch für den Schulbesuch. Erst zu dieser Zeit ist die Ansteckungsfähigkeit sicher vorüber. (Ueber den Schulbesuch der Geschwister siehe Seite 62.) Freilich ist die Infektiosität am stärksten im Beginn des Exanthems und nach dem Eintrocknen der Bläschen ist sie nur mehr gering. Bäder sind zu unterlassen, womöglich bis die Krusten abgefallen sind. Im Beginn des Exanthems sind sie besonders zu vermeiden, weil hiebei die Bläschen leicht platzen und damit Eingangspforten für Infektionen geschaffen werden könnten.

Wenn die Geschwürchen im Munde Eß- und Schluckbeschwerden machen, läßt man die Kinder bei lauwarmer, flüssiger und breiförmiger Nahrung. Außerdem sind Gurgelungen mit Eibischtee, Kamillentee u. a. anzuwenden. Alle Mundwässer, welche Alkohol oder ätherische Oele enthalten, sind zu vermeiden. Bei den Säuglingen, welche ja nicht gurgeln können, sind Auspinselungen mit Natr. biboracic. 5·0, Glyzerin 25·0 anzuwenden. Die mechanische Mundreinigung mit Zahnbürsten ist auszusetzen. Bei hochgradiger Schmerzhaftigkeit kann Pinseln mit 2%iger Novokainlösung nötig sein.

Der Juckreiz auf der Haut ist bisweilen sehr quälend und kann den Schlaf stören; die Herabsetzung des Juckens ist wichtig, da Kratzen zu Sekundärinfektionen führen kann. Die Hände müssen rein gehalten und namentlich die Nägel kurz geschnitten, die Wäsche oft gewechselt werden. Die Effloreszenzen sollen mit 1%igem Salizyltalkpulver bestäubt werden oder mit $1/2$%igem Mentholspiritus betupft oder mit 1%iger Thymolsalbe bestrichen werden.

Bei stärkerer Vereiterung der Pusteln oder Gangränbildung macht man zuerst feuchte Verbände mit essigsaurer Tonerde (fünffach mit Wasser verdünnter Burowlösung) oder mit 2%iger Borsäurelösung; nach Reinigung der Geschwüre sind Salben angezeigt, z. B. 3%ige Pellidolsalbe oder Argent. nitr. 0·3, Balsam. peruvian. 3·0, Vaselin. 30·0. Bei Pusteln auf den Lidern oder auf der Conjunctiva mit Lidödem sind Umschläge oder Waschungen mit 2%iger Borsäurelösung anzuwenden.

Wenn an der Innenfläche der Labien Varizellenpusteln vorhanden sind, so ist die Vulva täglich durch Berieselung zu reinigen; bei starker Entzündung ist ein mit essigsaurer Tonerde getränkter Watte- oder Gazebausch zwischen die Labien zu legen, nach Rückgang der Entzündungserscheinungen können die Ulzerationen mit indifferenten Salben, z. B. mit 3%igem Borvaselin bestrichen werden.

Die Variola.

In Kürze soll auch noch die heute selten gewordene Variola erwähnt werden: Die Prodromalerscheinungen (hohes Fieber, Mattigkeit, Schwindel, Kopf- und Kreuzschmerzen) dauern drei bis vier Tage. Nach dieser Zeit tritt das Exanthem auf, und zwar zuerst im Gesicht und am Kopf, von wo es sich vorwiegend gegen die Extremitäten hin ausbreitet. Die Effloreszenzen sind zuerst papulo-makulös und werden nach einigen Tagen bläschenförmig. Die Effloreszenzen treten im Gegensatz zu den Varizellen immer in großer Zahl auf und zeigen, da keine neuen Schübe nachkommen, immer alle das gleiche Entwicklungsstadium. Nach Abheilung der Effloreszenzen bleiben Narben. Die Prognose ist ernst; Komplikationen, besonders durch Herzschwäche, Pneumonie, hämorrhagische Diathese (schwarze Blattern) sind nicht selten. Größere Kinder, bei denen die Impfung schon viele Jahre zurückliegt und nur mehr einen partiellen Schutz gewährt, können an einer atypischen, abgeschwächten Form der Variola, der „Variolois", erkranken.

Die Uebertragung geschieht direkt oder auch durch infizierte Gegenstände. Die Disposition bei Ungeimpften ist außerordentlich groß. Die Inkubationszeit dauert zehn bis dreizehn Tage.

Die Therapie besteht in symptomatischen Maßnahmen. Die Umgebung des Erkrankten muß geimpft werden; der Kranke soll womöglich in Spitalspflege gegeben werden.

Die Vakzination.

Der Blatternimpfstoff enthält den allerdings noch nicht näher bekannten Erreger der menschlichen Blattern, der jedoch durch die Tierpassage soweit abgeschwächt ist, daß er dauernd die Fähigkeit verloren hat, anders als an kleinen Hautverletzungen zu haften; auch macht er keinen allgemeinen Pustelausschlag mehr, sondern die Reaktion beschränkt sich auf den Ort der Einverleibung.

Wie wird geimpft? Die Impfung, d. h. die Infektion mit

Blatternvakzine kann an irgend einer Stelle der äußeren Haut ausgeführt werden; am meisten bewährt hat sich noch immer die Außenseite des Oberarms. Dort ist die Wunde bei kleinen Kindern am leichtesten rein und ruhig zu halten und dort stört auch die Narbe ästhetisch nicht wesentlich. Die Art, in der die Epidermis für die Impfung verwundet wird, ist an sich gleichgültig. Es muß nur darauf gesehen werden, daß die Wunde nicht so tief geht, daß es blutet. Man macht entweder mit der mit Impfstoff bestrichenen Impflanzette zwei etwa 5 mm lange und 2 mm voneinander entfernte Schnittchen, und zwar legt man zwei solcher Impfstellen an, oder man macht statt der Schnitte Bohrungen und verwendet dazu den Bohrer des Pirquetbestecks, welcher in derselben Weise wie bei der kutanen Tuberkulinreaktion auf der Haut gedreht wird. Die zu impfende Hautpartie wird vorher mit einem Aether- oder Benzintupfer abgewischt. Nach der Impfung läßt man die Kinder durch zehn Minuten mit unbedecktem Arme sitzen, bevor sie sich wieder anziehen. Am Abend soll die Impfstelle sorgfältig abgewaschen werden, damit die überschüssige Lymphe nicht an andere Körperstellen durch Kratzen gebracht werden kann und dort Autoinokulationen erzeugt. Einen Verband an der Impfstelle anzulegen, ist nicht nötig; wird aber ein solcher gemacht, dann darf er nicht eng sein, damit die Pusteln nicht mazeriert und am normalen Eintrocknen gehindert werden. Auch bei starker Reaktion sind feuchte Umschläge zu unterlassen; einpudern ist jedoch erlaubt.

Wann sollen die Kinder geimpft werden? Für die Erstimpfung ist das zweite Lebenshalbjahr am empfehlenswertesten. Und zwar ist das spätere Frühjahr die beste Jahreszeit, weil sich dann die Kinder von den Schäden des Winters schon etwas erholt haben und nun am wenigsten krank sind. Im Prinzip kann aber das Kind zu jeder Zeit des Jahres geimpft werden. Als Kontraindikation ist Intertrigo, Ekzembildung oder das Vorhandensein juckender Ausschläge beim präsumptiven Impfling oder bei seinen Geschwistern anzusehen, da der Juckreiz leicht zur Vakzinose Anlaß gibt. Das Bestehen einer aktiven Tuberkulose ist ebenfalls ein Grund, um mit dem Impftermin zu warten, da der fieberhafte Impfprozeß immerhin eine Schwächung für das Kind bedeutet. Wenn aber Blatterngefahr besteht, so ist die Impfung in jedem Falle durchzuführen; bei Ekzemkindern wird man genau darauf achten, daß die Impfstelle einige Stunden nach der Impfung abgewaschen werde, um eine Frühinfektion der Ekzemstellen zu verhüten; zur Zeit der Pustelentwicklung wird man wiederum achthaben müssen, daß das Kind am Kratzen verhindert wird.

Wenn man den Ablauf einer erstmaligen Impfung verfolgt, so sieht man zuerst die „traumatische Reaktion", die Veränderung, welche durch den mechanischen Insult der Haut entsteht. Sie besteht in einer unscheinbaren Rötung von wenig Millimeter Durchmesser, die im Lauf des Tages wieder verschwindet. Am nächsten Tag sehen wir nur einen kleinen Schorf. Am dritten Tag fangen die spezifischen Veränderungen an; an der Impfstelle zeigt sich eine leichte Rötung, welche sich am vierten Tag als Papel über die Umgebung erhebt. Diese Papel blaßt dann im Zentrum etwas ab und umgibt sich am Rand mit einem roten Hof (Aula). Jeden Tag wächst nun die „Papille" etwas und nimmt dabei allmählich mehr und mehr den Charakter eines Bläschens an. Die Papille ist nicht halbkugelig vorgewölbt, sondern in der Mitte eingesunken, „genabelt"; ihre Ränder treten scharf aus dem umgebenden flacheren, nach außen undeutlich begrenzten roten Ring hervor. Der rote Ring wird von der sich entwickelnden Papille immer mehr hinausgeschoben und gedehnt, ohne daß er dabei selbst breiter wird. Acht oder neun Tage nach der Impfung beginnt sich der rote Saum stark zu verbreitern, so daß er zu einer mehrere Zentimeter im Durchmesser betragenden roten infiltrierten Platte (Area) wird, welche in ihrer Mitte die Papille trägt. Dies dauert ungefähr zwei bis drei Tage, dann blaßt die Area wieder ab. Zur gleichen Zeit, d. h. während der Areaentwicklung hat die Papille (durch Einwanderung von Leukozyten) eine gelbliche Färbung angenommen, aus dem Bläschen ist eine Pustel oder Pocke geworden. Dabei hat das Wachstum der Pocke aufgehört. Nun beginnt von der Mitte der Pustel aus die Eintrocknung, welche von Tag zu Tag gegen die Peripherie hin fortschreitet. Die Pustel trocknet allmählich ganz ein und drei bis vier Wochen nach der Impfung fällt sie ab, und hinterläßt die Impfnarbe. Wird die Pustel durch Kratzen eröffnet oder durch Umschläge maceriert, so braucht sie längere Zeit zur Abheilung. Vielleicht tragen sekundäre Infektionen die Schuld daran.

Zur Zeit der Areabildung, also etwa eine Woche nach der Impfung, kommt es zum F i e b e r; das Fieber hat eine Höhe zwischen 38^0 und 39^0. Dieses Fieber gehört zur Vakzineinfektion und kann nicht vermieden werden; es dauert etwa zwei bis drei Tage und verschwindet dann schnell. Oft sind auch schon in den letzten Tagen der ersten Woche subfebrile Temperatursteigerungen vorhanden. Zur Zeit des ausgesprochenen Impffiebers ist auch das Allgemeinbefinden gestört, die Kinder sind übellaunig und schlafen schlecht. Der infizierte Arm tut ihnen weh und sie fürchten die Berührung. Die lokalen axillaren Lymphknoten sind während der Entwicklung des Impfbläschens etwas angeschwollen und bleiben einige Zeit unter geringer Schmerzhaftigkeit tastbar.

Wenn eine Woche nach der Erstimpfung kein Erfolg zu sehen ist, so soll man sich nicht mit der Vorstellung begnügen, daß das Kind gegen die Vakzine immun sei, sondern man soll die Impfung wiederholen. Es kann vorkommen, daß Impfstellen bis zu vier Wochen latent bleiben („schlafende Keime") und erst durch einen mechanischen Insult oder durch die normale Entwicklung später angestellter Impfungen geweckt werden.

Manchesmal treten innerhalb der Area kleine Knötchen auf, die sich in ein bis zwei Tagen zu kleinen genabelten Pocken entwickeln und mit der Hauptpocke zusammen eintrocknen. Es handelt sich um sogenannte N e b e n p o c k e n, welche bei starker Virulenz der Lymphe häufig zustande kommen. Auf den Verlauf des ganzen Impfprozesses haben sie aber keinen Einfluß, sie hinterlassen auch nur höchst selten ganz oberflächliche Narben. (Paravakzine nennt man dagegen kleine derbe rote Knötchen neben der Pustel, welche keinerlei Entwicklungsgang durchmachen; sie entstehen durch einen in der Lymphe vorkommenden Parasiten und haben mit der eigentlichen Vakzination nichts zu tun.)

In seltenen Fällen kommt es zwischen dem 9. und 12. Tag nach der Vakzination zu einem allgemeinen Exanthem, dem Vakzineexanthem, welches an den Streckseiten der Gliedmaßen, im Gesicht und auf dem Rücken lokalisiert ist. Das Exanthem sieht meistens morbillös aus, unterscheidet sich aber von den Masern durch das Fehlen der katarrhalischen Erscheinungen und durch die härtere Beschaffenheit der Effloreszenzen. Es kommen aber auch papulöse und blasenförmige Effloreszenzen vor. Durch einige Tage können neue Nachschübe kommen, dann blaßt die anfangs gelbrötliche Farbe der Papeln ab und nach längstens einer Woche ist alles wieder verschwunden. Es besteht Juckreiz, aber kein sonstiges Krankheitsgefühl und keine Verlängerung oder Erneuerung des Fiebers. Zu unterscheiden davon ist die sehr seltene g e n e r a l i s i e r t e V a k z i n e, bei der es am 10. bis 12. Tag durch Ausbreitung der Erreger auf dem Blutweg zu einem allgemeinen Pustelausschlag kommt.

Abnorm hohes Fieber kommt auf der Höhe des Vakzinationsprozesses bei sehr kräftigen, größeren Kindern bisweilen vor. Auffallend niedrige Temperatursteigerungen findet man bei anämischen und kachektischen Impflingen.

Bei einer nach Jahren vorgenommenen R e v a k z i n a t i o n bildet sich ein Knötchen, wie von einem Gelsenstich, selten ein Bläschen, das in ähnlicher Weise wie die

Papille des Erstimpflings sich entwickelt. Die hyperämische Zone, die Aula, entwickelt sich unregelmäßiger und die Area erreicht gewöhnlich nur einen geringen Durchmesser. Das Wachstum der Papille wird früher abgeschlossen als bei der Erstvakzination, die Rückbildung erfolgt rascher und die entzündlichen Vorgänge bleiben oberflächlicher, so daß die Narben nach der Revakzination in der Regel sehr zart sind. Meist kommt es bei der Nachimpfung wohl nur zur Bildung einer ganz unscheinbaren Papel, welche bald wieder verschwindet.

Zu den Impfschäden gehören die Autoinokulationen (Vakzinose); sie können zu zwei verschiedenen Terminen stattfinden. Erstens entstehen sie dadurch, daß die Kinder die eben eingebrachte vakzinale Lymphe, welche noch in der Umgebung der Impfstelle auf der äußeren Haut klebt, mit den Fingern beim Kratzen aufnehmen und an verschiedenen anderen Körperstellen in die Haut einreiben. An jeder solchen Infektionsstelle entsteht dann eine reguläre Vakzine, welche den gleichen Entwicklungsgang durchmacht wie die Vakzine am Arm. Besonders häufig sehen wir solche Autovakzinationen an Körpergebieten, welche wegen eines Ekzems oder einer Urticaria oder wegen eines anderen Juckreizes gekratzt werden, so z. B. im Gesicht, an den Händen oder an der Vulva. Die beste Prophylaxe der frühen Autoinokulation besteht darin, daß die Impfstelle einige Stunden nach der Impfung gewaschen wird und daß die Kinder bis zur Verschorfung der Impfwunde bezüglich des Kratzens überwacht werden.

In zweiter Linie können Autovakzinationen dann entstehen, wenn sich schon ein Impfbläschen gebildet hat, welches nun zerkratzt wird. Die neuen Herde verhalten sich dann wie Nachimpfungen, sie erreichen, wenn sie spät gesetzt wurden, nur eine unbedeutende Größe, weil ihre Entwicklung sehr bald, zur Zeit der Areabildung der Hauptpapel abgeschnitten wird. Um das Kratzen zu verhüten, wird man Aermelhemden tragen lassen, die Hände der Kinder einbinden oder die Ellbogen durch eine darüber gebundene weite Pappendeckelmanschette versteifen. Diese Art der Autovakzination ist für das Kind meistens nicht sehr gefährlich, gefährlicher jedoch für die Umgebung. Die meisten Fälle schwerer ausgebreiteter Vakzineinfektion entstehen dadurch, daß ungeimpfte Geschwister oder auch Erwachsene, deren letzte Impfung lange zurückliegt, mit dem geimpften Kind spielen und sich den Impfstoff an den Ekzemstellen, den Augenlidern, der Nase usw. einreiben. Es ist deshalb unbedingt nötig, daß ungeimpfte Kinder sorgfältig von den im Bläschen- und Pockenstadium befindlichen Impflingen ferngehalten werden.

Impfschäden durch Beimengung pathogener Keime zur Lymphe kommen heutzutage infolge der Verwendung animalischen Impfstoffes nicht mehr vor. Nachträgliche Infektionen der Impfpustel durch Aufkratzen mit schmutzigen Fingern können natürlich entstehen; am häufigsten sind es Eiterungen, welche eine lange Dauer und harte Infiltration des Impfgeschwürs bewirken; aber auch ein Erysipel kann dergestalt zustande kommen. Was man aber gewöhnlich für Impferysipel hält, ist meistens nur eine stark ausgeprägte Area.

Von den Schäden, welche durch die Vakzination entstehen können, ist noch die Impfenzephalitis zu nennen, obwohl sie in unseren Gegenden außerordentlich selten auftritt. Die Impfenzephalitis kann sich an eine besonders stark ausgefallene Impfreaktion anschließen, sie kann aber auch nach gar nicht auffallendem Verlauf der Impfung entstehen. Ungefähr zehn Tage nach der Impfung, manchesmal etwas früher, bisweilen auch etwas später, kommt es zu hohem Fieber, zu Bewußtlosigkeit, zu Krämpfen und Lähmungen, welche auf enzephalitische oder myelitische Herde zurückzuführen sind. In diesem Zustand kann der Tod eintreten oder die Krankheitserscheinungen bilden sich im Verlauf von Wochen wieder ganz zurück. Es ist bei diesem Krankheitsbild noch vieles unklar; in vielen Fällen ist jedoch ein sicherer Zusammenhang mit der vorhergehenden Impfung nicht zu leugnen. Da die Impfenzephalitis vorwiegend ältere Erstimpflinge befällt, ist auch aus diesem Grunde die sehr frühzeitige Impfung, womöglich schon im Säuglingsalter, angezeigt.

Wie lange dauert der Impfschutz gegenüber den Blattern? Dies ist individuell recht verschieden, wie überhaupt die Immunitätsverhältnisse eine stark ausgeprägte konstitutionelle Abhängigkeit aufweisen. Bei Kindern erlischt der Schutz schneller als bei Erwachsenen. Die Ergebnisse der Revakzinationen haben gezeigt, daß wenigstens bei Jugendlichen alle sieben bis zehn Jahre die Impfung wiederholt werden soll.

Können die geimpften Kinder gebadet werden? Im allgemeinen ist wegen der Gefahr der Autoinokulation das Bad auszusetzen, bis die Impfpustel nach etwa vierzehn Tagen eintrocknet. Wenn aber das Kind, in einer kleinen Badewanne sitzend, den geimpften Arm während des Bades dauernd außer Wasser halten kann und unbenetzt läßt, wäre gegen ein Bad nichts einzuwenden.

Die Teilnahme an der Turnstunde ist den geimpften Schulkindern für drei Wochen zu verbieten.

Am wievielten Tage nach der Impfung soll der Arzt Nachschau halten? Am besten nach zehn oder zwölf Tagen, wann der Höhepunkt der Impfreaktion schon erreicht ist. Aus praktischen Gründen wäre auch um diese Zeit den Eltern das Zeugnis über die durchgeführte Impfung auszufolgen.

Die intrakutane Impfung

Von den Eltern wird manchmal die intrakutane Impfung verlangt, damit Narben vermieden werden. Dazu muß man freilich die Intrakutantechnik beherrschen. Bei der Intrakutanimpfung muß der Impfstoff verdünnt werden, weil sonst die Reaktion zu stark ausfallen würde. Die Verdünnung des Impfstoffes soll auf das 100fache oder bei stark virulenter Lymphe auf das 200fache vorgenommen werden. Die Verdünnung auf das 100fache wird in der Weise durchgeführt, daß man in eine Spritze von 1 ccm Fassung mit einer dicken Nadel Lymphe bis zum Teilstrich 1 aufzieht und nun die Spritze mit dem zum Sterilisieren der Spritze verwendeten, abgekühlten Kochwasser auf 1 ccm auffüllt, womit man die Lymphe 10fach verdünnt hat; jetzt spritzt man 9 Teilstriche ab, und zieht wiederum Kochwasser bis zu 1 ccm auf, wodurch eine 100fache Verdünnung entstanden ist. Will man eine 200fache Verdünnung herstellen, so muß man von der 100fachen Verdünnung die Hälfte (das sind 5 Teilstriche) abspritzen und in der Spritze Wasser wieder bis 1 ccm aufziehen. Man kann die Verdünnung auch in einem ausgekochten Schälchen vornehmen, indem man zu 100 Tropfen (= 5 ccm) gekochten Wassers 1 Tropfen Impfstoff gibt, wodurch man also eine 100fache Verdünnung erhält. Für eine 200fache Verdünnung müßte man zu 1 Tropfen Lymphe 200 Tropfen Wasser geben. Solche Verdünnungen der Lymphe halten sich nicht länger als höchstens sieben Tage, selbst wenn sie ganz steril aufbewahrt wurden.

Für die Impfung werden 0·2 oder 0·3 ccm der Lymphverdünnung in eine Pravazspritze aufgesaugt. Man setzt jetzt eine feine Nadel auf die Spritze auf und achtet darauf, daß sich an ihrer Außenseite kein Impfstoff befindet, da sonst eine kutane Reaktion an der Einstichstelle entstehen würde. Nach sorgfältiger Reinigung der Haut (an der Außenseite des Oberarms oder an der Vorderseite des Oberschenkels) wird die Nadel intrakutan eingestochen und 1 cm weit eingeführt oder besser noch zuerst in eine aufgehobene Falte subkutan eingestochen, $1^1/_2$ cm weit vorgeschoben und dann zur Haut zurückgelenkt. Die Nadel darf bei der Injektion nicht durchschimmern, es darf auch keine ausgesprochene Quaddel auftreten, da man sonst Papeln wie bei der Kutanimpfung erhält. Sobald 0·1 ccm, d. h. 1 Teilstrich der 1-ccm-Spritze injiziert ist, wird die Nadel rasch herausgezogen und die Stichöffnung mit Jodtinktur betupft. Es ist vorteilhaft, an zwei Stellen zu impfen, da die Möglichkeit besteht, daß eine Impfung nicht angeht. An der Impfstelle entsteht nach einem anfänglichen Infiltrat, das auch nach erfolgloser Impfung zu tasten ist und das bald schwindet, zwischen dem 8. und 15. Tag ein in der Haut liegendes Infiltrat; innerhalb dreier Tage erreicht es seine größte Ausdehnung von ungefähr 2 bis 3 cm Durchmesser. Gleichzeitig oder einen Tag später zeigt die darüberliegende Haut eine mäßige Rötung, welche am nächsten Tag stärker wird, und noch einen Tag später eine mehrere Zentimeter breite Partie einnimmt, dann livid wird und in vierzehn Tagen völlig abblaßt. Das Infiltrat bleibt unter langsamer Rückbildung längere Zeit tastbar, nach sechs Wochen ist es jedoch ganz verschwunden. Es besteht mäßiger lokaler Juckreiz, mäßige Druckschmerzhaftigkeit und leichte Schwellung der regionären Lymphdrüsen. Fieber und Allgemeinreaktion sind bei der intrakutanen Impfung gering. Die Temperatur ist für einen bis zwei Tage subfebril erhöht; selten steigt sie über 38°. Selbstverständlich kommt es nicht zur Bildung einer Impfnarbe. Die Kinder können im Gegensatz zu den Kutangeimpften ungestört täglich gebadet werden, da ja Autoinokulationen nicht zu fürchten sind.

Mit der Intrakutanmethode können auch Ekzemkinder geimpft werden.

Man kann die Impfung auch durch s u b k u t a n e Einverleibung von 200fach verdünntem Impfstoff durchführen, indem etwa 1 ccm eingespritzt wird. Auch hier gibt es ein nach ungefähr acht Tagen auftretendes Infiltrat und Erythem. Die Allgemeinreaktion ist ebenfalls mild.

Wie lange der Schutz nach der Intrakutanimpfung anhält, ist noch nicht festgestellt. Jedenfalls hält er durch einige Jahre vor.

Die Stomatitis aphthosa.

Die Eltern bringen das Kind zum Arzt, weil es „Bläschen im Mund" hat. Bei schlechter Beobachtung haben sie aber das nicht bemerkt und kommen nur, weil das Kind hohes Fieber hat und nichts essen will. Bei solchen vieldeutigen Angaben muß sich der Arzt rasch durch einige orientierende Fragen ein Bild machen, in welchem Organsystem er die Hauptsymptome der Krankheit zu suchen hat. Hustet das Kind? Nein. Hat es Durchfälle? Nein, es ist verstopft (weil es ja nichts ißt). Hat es Halsweh? Nein, nicht eigentlich Halsweh, aber es hat Schmerzen im Mund. Also fangen wir mit der Untersuchung des Mundes an. Aber vorsichtig, um dem unglücklich dreinschauenden Kind nicht weh zu tun, damit es nicht arztscheu wird und die etwa nötige, weitere Untersuchung erschwert. Man läßt nun, ohne zunächst einen Spatel in die Hand zu nehmen, das Kind den Mund öffnen. Da fällt einem ein starker Fötor auf und eine ausgesprochene Ungepflegtheit der Mundhöhle. Dabei besteht eine starke Salivation, so daß der Speichel immer nach außen abtropft. Das Zahnfleisch ist dunkelrot, geschwollen und auch bei leichter Berührung blutet es am Rand. Die Zunge ist dick belegt. Es sind also alle Zeichen einer allgemeinen Mundentzündung, einer Stomatitis vorhanden. Daneben gibt es aber noch besondere Veränderungen auf der Mundschleimhaut in Form kleiner Geschwürchen, welche aus Bläschen entstehen, welche auch den Namen Aphthen tragen, so daß die Bezeichnung Stomatitis aphthosa (zu deutsch „Mundfäule") die zwei Hauptsymptome der Krankheit erfaßt. Die Geschwürchen sind meistens ziemlich klein, etwa perlgroß, weiß und von einem schmalen roten Saum umgeben. Die Bläschenform der Effloreszenz bekommt man nur selten zu Gesicht, weil die Bläschen bald einreißen und sich in die seichten kleinen Geschwürchen umwandeln, deren Grund sich alsbald (wie jeder Schleimhautdefekt in der Mundhöhle) mit einem kleinen weißen Belag von Fibrin bedeckt. In dieser Form als kleine seichte Ulzerationen, oval und weiß belegt, mit einem schmalen roten Hof, respräsentieren sich also meistens die Effloreszenzen. Wo sind sie lokalisiert? An der Innenseite der Lippen, an der Umschlagsfalte zum Zahnfleisch — an diesem selbst jedoch nur selten —, an der Wangenschleimhaut, am Gaumen und besonders auch auf den vorderen Partien der Zunge. Meistens kann man feststellen, daß die vorderen Partien der Mundhöhle in der Lokalisation bevorzugt werden. Auch auf den Gaumenbögen und am Zäpfchen findet man bisweilen ein aphthöses Geschwür, während die Tonsillen selbst in der Regel frei bleiben. Findet man einmal auf den Gaumenmandeln reichlich Effloreszenzen, so spricht man dann von einer eigenen Angina aphthosa. Die Reichlichkeit der Aussaat ist recht verschieden; manchmal sind nur einige wenige Aphthen zu finden, in anderen Fällen wieder ist der ganze Mund von Geschwüren übersät. Bei jüngeren Kindern ist die Aussaat meistens reichlicher als bei älteren Patienten. In manchen seltenen Fällen sind die Aphthen von besonderer Größe und gerade diese Formen scheinen schwerer zu verlaufen.

Einige Tage lang kann sich die Menge der Effloreszenzen durch neue Schübe vermehren, dann werden die Ulzerationen von Tag zu Tag kleiner und unscheinbarer, um zehn bis vierzehn Tage nach dem Aufschießen ganz abgeheilt zu sein.

Die Stomatitis aphthosa ist also gewissermaßen ein Exanthem, dessen Lokalisation aber auf die Mundschleimhaut beschränkt bleibt. Wenigstens verhält es sich in den meisten Fällen dergestalt. Manchmal kann man bei reichlicher Aussaat aber auch auf der äußeren Haut in der Umgebung des Mundes kleine Knötchen und Bläschen und exulzerierte Effloreszenzen sehen, welche zeigen, daß auch die äußere Haut gelegentlich befallen wird. Dasselbe können wir auch an den Fingern und Zehen wahrnehmen; besonders an den Endgliedern treten Knötchen und panaritiumartige Exulzerationen auf, welche mit den Aphthen im Mund in Parallele gesetzt werden müssen. Sie entstehen von innen heraus wie ein Exanthem auf dem Blutweg und nicht etwa durch Kontaktinfektion beim Fingerlutschen. Bei den Fingern könnte man sich eine solche Genese noch erklären, die Lokalisation an den Zehen läßt sie aber durchaus ablehnen.

Es können gelegentlich auch an anderen Stellen der äußeren Haut Effloreszenzen der Stomatitis aphthosa auftreten, besonders dann, wenn zur Zeit der Dissemination an irgend einer Hautpartie eine Hyperämie bestand. So sah ich einmal auf der Brusthaut nach einem Wickel reichliche Knötchen und Bläschen, welche durch eine gleichzeitig sich entwickelnde Stomatitis aphthosa im Mund richtig gedeutet werden konnten. Die Aehnlichkeit mit Varizellen war sehr groß; obwohl der Patient mit anderen Kindern zusammenlag, traten bei diesen keine Feuchtblattern auf.

Bei ganz jungen Kindern, etwa bei Säuglingen, welche acht oder zehn Monate alt sind, kann die Stomatitis aphthosa neben der Erkrankung der Mundhöhle noch eine besondere Lokalisation aufweisen, welche sehr gefährlich werden kann. Die Erkrankung breitet sich da auch im Kehlkopf und in der Luftröhre aus. Man erkennt dies daran, daß die Kinder heiser werden. Meistens kommt es wegen des Oedems sogar zu laryngealer Atemnot und zu Erstickungsanfällen, welche eine Intubation oder eine Tracheotomie nötig machen können. Trotz dieser Hilfe kann das ganz junge Kind an der Schwere der Infektion sterben. Bei der Autopsie findet man dann im Kehlkopf aphthöse Geschwüre. Es ist also wichtig, bei jedem Patienten mit Stomatitis aphthosa die Stimme zu hören, ob Heiserkeit besteht oder nicht. Zur laryngealen Mitlokalisation kommt es jedoch nur bei Säuglingen oder ganz jungen Kleinkindern.

Die Krankheit geht meistens mit hohem Fieber einher; 39⁰ ist die Regel. Das Fieber bleibt eine Woche oder noch einige Tage länger bestehen, um dann rasch zur Norm abzusinken. Zugleich mit der Temperatursteigerung bilden sich auch die aphthösen Geschwüre zurück; meistens sind sie 14 Tage nach Beginn der Erkrankung schon abgeheilt. Die Dauer der Krankheit beträgt also ungefähr zwei Wochen, wovon die erste Woche auf die Krankheit und die zweite Woche auf die Abheilung aufgeht.

Die Stomatitis aphthosa ist eine recht unangenehme Krankheit, insbesondere weil die Nahrungsaufnahme so schmerzhaft ist. Bei nicht genügender Sorgfalt in der Wahl der Zubereitung der Speisen können die Kranken im Gewicht stark herunterkommen. Feste Nahrung ist ganz zu vermeiden; die Konsistenz muß flüssig oder dünnbreiig sein. Die Temperatur der Speisen darf nicht zu heiß, sondern muß kalt sein. Stark saure oder gewürzte Speisen sind unangenehm und müssen daher aus dem Speisezettel gestrichen werden.

Die Therapie kann die Krankheit nicht abkürzen, aber die Beschwerden etwas lindern. Das wichtigste ist die Mundpflege. Da das Zahnfleisch so sehr verletzlich und empfindlich ist, kann von der Zahnbürste kein Gebrauch gemacht werden und zur Entfernung des Zahnbelages muß man angefeuchtete Wattestäbchen benützen. Oft des Tags soll der Mund gespült werden; bei größeren Kindern kann man H_2O_2-Lösungen geben, oder schwach rosa gefärbte Lösungen von übermangansaurem Kalium; bei kleineren Kindern, welche die in den Mund gebrachte Flüssigkeit verschlucken, soll man Salbeitee verwenden lassen; er kann auch gezuckert werden, damit ihn die Kleinen lieber nehmen. Am besten ist es allerdings, bei Kleinkindern, mit einem Gummiballon oder mit einer Spritze, welche am Ansatz mit einem Gummirohr versehen ist, den Salbeitee bei vorgeneigtem Kopf in den geöffneten Mund zu spritzen und wieder herausfließen zu lassen. Die Aphthen können auch mit adstringierenden Flüssigkeiten mit Hilfe von Wattestäbchen betupft werden. Dazu verwendet man eine Mischung von Tct. Ratanhiae und Tct. Myrrhae aa; man gießt die für die Behandlung jeweils nötige kleine Menge der Tinktur in ein Schälchen und trägt auf jedes Geschwürchen einen Tropfen der Flüssigkeit auf. Auch Betupfung der Geschwüre oder die Pinselung mit einer 1- bis 3%igen Argentumnitricum-Lösung wirkt oft vorteilhaft. Gegen die Schmerzen ist namentlich vor dem Essen Pinseln mit anästhesierenden Lösungen (1%igem Novokain oder 10%igem Anästhesinglyzerin) oder Einstauben mit einer Mischung von Anästhesin und Saccharum lactis aa mittels eines Haarpinsels nützlich.

Die Krankheit ist übertragbar und deshalb sind die Kranken von anderen Kindern zu trennen, ihre Gebrauchsgegenstände und das Eßgeschirr gesondert zu reinigen.

Nicht zu verwechseln mit der Stomatitis aphthosa ist die Stomatitis ulcerosa, welche in einem geschwürigen Zerfall des Zahnfleisches besteht. Ob eine Beziehung der Stomatitis aphthosa zur Aphthenseuche (Maul- und Klauenseuche) der Rinder besteht, ist noch nicht klargestellt.

Die Parotitis epidemica.

Beim Mumps (auch Bauernwetzel oder Wochentölpel und Ziegenpeter genannt) bekommt man gewöhnlich den Patienten erst dann zu Gesicht, wenn die Krankheit schon voll ausgebildet ist; denn das typische Bild entwickelt sich schnell. Deutliche Prodrome sind selten. Vielleicht daß ein, zwei Tage vorher eine gewisse Verdrießlichkeit und Spielunlust am Kind aufgefallen war. Manchesmal gehen auch gastrointestinale Erscheinungen, wie Uebelkeit, Erbrechen und Durchfälle voraus. Die Diagnose ist bei ausgebildeter Krankheit leicht und wird oft schon von der erfahrenen Mutter gemacht, welche den Arzt nur aufsucht, um von ihm die Bestätigung ihrer Mutmaßung zu erhalten. Manchesmal freilich führen die subjektiven Beschwerden den Laien in die Irre und das kranke Kind wird wegen Schmerzen beim Essen und Kauen dem Zahnarzt vorgestellt oder wegen „Ohren"schmerzen zum Otologen gebracht. Zu dieser Zeit ist die Schwellung der Kieferwinkelgegend meistens schon sehr deutlich und die Aufklärung der Beschwerden macht keine Schwierigkeiten mehr.

Das, was also das Charakteristische der Krankheit ausmacht, ist die S c h w e l l u n g i n d e r O h r e n - g e g e n d. Das Kind bekommt mit einemmal ein breites Gesicht und sieht dadurch ganz komisch aus. Das breit ausladende Gesicht erinnert an das Aussehen mancher erwachsener Feinschmecker und Vielesser. Tastet man nun die seitliche Gesichts- und Halsgegend ab, so findet man eine Schwellung, welche vor dem Ohre liegt und sich noch unter dem Ohrläppchen nach rückwärts erstreckt. Das Ohrläppchen wird dadurch seitlich abgehoben. Durch diese Schwellung wird die Grube zwischen dem aufsteigenden Kieferast und dem Processus mastoideus ausgefüllt, so daß die Wange ohne Vertiefung in die seitliche Halspartie übergeht. In seltenen ganz schweren Fällen kann aber die Schwellung über die Parotis weit hinausgehen und als entzündliches Oedem sich hinauf auf die Schläfe, nach vorne auf die Wange und nach abwärts auf den Hals hin erstrecken. Die Haut über der

Schwellung ist straff gespannt und glänzend, ihre Farbe ist aber normal oder nur leicht gerötet. Die Schwellung ist von teigig weicher Konsistenz; wenn sie jedoch stärker entwickelt ist, ist sie durch die größere Gewebsspannung prall elastisch. Ist die Schwellung stark ausgebildet, so wird der Kopf etwas steif und schief gehalten.

Die Verunstaltung durch den Mumps ist bei der Ansicht von vorn und ebensogut von hinten zu sehen; bei der Betrachtung von hinten ist die Abhebung oder seitliche Knickung des Ohrläppchens durch die Schwellung besonders gut wahrzunehmen.

Nachdem wir uns über die Lokalisation der Erkrankung in der Ohrspeicheldrüse ins klare gekommen sind, wollen wir den Ausführungsgang der Drüse betrachten. Seine Mündung in die Mundhöhle erfolgt in den obersten Gebieten der Wangenschleimhaut ziemlich weit hinten gegenüber den Mahlzähnen des Oberkiefers. Beim Gesunden ist eine kleine unscheinbare punktförmige Oeffnung zu sehen, welche von einem halbmondförmigen oder ringförmigen Wall umgeben ist. Der Wall kann ganz klein und flach oder auch deutlicher papelförmig ausgebildet sein. Bei der Parotitis epidemica kann man nun manchmal Entzündungserscheinungen an der Ausführungsöffnung wahrnehmen. Das Lumen des Ganges ist als hochroter Punkt inmitten der blaßroten Wangenschleimhaut zu sehen und auch der umgebende Wall kann gerötet und geschwollen sein. Um dies gut zur Ansicht zu bringen, muß man bei mäßig geöffnetem Mund mit dem Spatel den oberen Teil der Mundseitenwand von den oberen Mahlzähnen abheben.

Häufiger erkranken beide Ohrspeicheldrüsen. Das kann gleichzeitig geschehen oder auch in der Form, daß zuerst die eine Drüse erkrankt und erst nach einigen (drei bis fünf) Tagen die zweite Seite befallen wird. Wenn die zweite Seite später erkrankt, so schwillt sie meistens weniger stark an als die ersterkrankte Parotis. Oft aber bleibt es bei der einseitigen Erkrankung und dies gerade auch in solchen Fällen, wo die Intensität der Schwellung stark ist. Nicht selten kommt es vor, daß neben den Ohrspeicheldrüsen auch die Unterkieferspeicheldrüsen befallen sind und man kann dann vor dem Kieferwinkel die etwas empfindlichen vergrößerten Submaxillardrüsen tasten.

Die Schmerzen können recht verschieden stark sein. Bei manchen Kindern kann man die erkrankte Drüse unbehindert abtasten und die Patienten geben kaum eine leichte Empfindlichkeit an; manche Drüsenschwellungen aber, insbesondere die stärkeren, sind bei der Palpation ziemlich schmerzhaft, die Kinder suchen sich der unangenehmen Untersuchung zu entziehen. Auch spontaner

Schmerz kann vorhanden sein, in den allermeisten Fällen ist er jedoch wenig ausgesprochen. Beim weiten Oeffnen des Mundes oder bei Kau- und Eßversuchen kann es aber für einige Minuten zu starken Schmerzanfällen kommen, welche auch standhaften Kindern Tränen entlocken.

Der Temperaturverlauf zeigt nichts, was speziell für die Parotitis epidemica besonders charakteristisch wäre. Bei manchen Kindern, besonders bei denen mit geringer Schwellung der Speicheldrüsen, bleibt die Temperatur andauernd subfebril; $37\cdot4^0$ oder $37\cdot6^0$ ist beispielsweise der höchste Wert, welcher erreicht wird. Bei anderen Kindern wiederum gibt es hohes Fieber bis über 39^0. Wenngleich dies häufiger bei den starken Schwellungen der Fall ist und dann wahrscheinlich auf die Stärke der Infektion zurückzuführen ist, gibt es doch wieder Kranke, bei denen trotz relativ geringfügiger Erscheinungen die Temperatur hoch ansteigt; bei diesen muß die besondere Höhe des Fiebers wohl auf einer konstitutionellen Eigentümlichkeit beruhen. Das Fieber hält meistens nur wenige Tage an, drei, vier Tage, selten einmal eine Woche. Dabei wurde auch schon die Form einer Continua beobachtet. Wenn die beiden Parotisdrüsen nacheinander erkranken, so markiert sich die Schwellung der anderen Seite bisweilen durch einen neuerlichen Fieberanstieg; öfter aber wird die schon abgesunkene Temperatur nicht wieder erhöht.

Die Schwellung bleibt nur ein paar Tage auf der Höhe; bald bildet sie sich zurück; sie ist aber unter fortschreitender Verkleinerung meistens zehn bis vierzehn Tage wahrzunehmen. War die Schwellung sehr stark, so kann es auch einmal mehrere Wochen dauern, bis die normalen Verhältnisse wieder hergestellt sind.

Von dem geschilderten typischen Verhalten gibt es so selten Ausnahmen, daß der Mumps praktisch als eine der harmlosesten Kinderkrankheiten gelten kann. Die Kenntnis der mannigfachen möglichen Komplikationen soll den Arzt nicht verleiten, die Eltern mit einer zweifelhaften Prognose zu beschweren.

Wie schon erwähnt, können gleichzeitig oder als Nachschub die Submaxillardrüsen in gleicher Weise wie die Parotisdrüsen erkranken. Die Drüsen vor dem Kieferwinkel sind vergrößert und etwas schmerzhaft, und man findet die Oeffnungen dieser Drüsenausführungsgänge, die unter der Zunge gelegen sind, in gleicher Weise wie die Parotisausführungsgänge an der Wange stärker gerötet.

Beim Mumps kann es überhaupt zur Miterkrankung anderer Drüsen kommen. Freilich tritt die beim Erwachsenen bisweilen sich einstellende einseitige Orchitis vor der Pubertät nur außerordentlich selten auf, in Kadettenschulen und Seminaren wird man sie jedoch das eine- oder anderemal feststellen können. Noch seltener sind analoge Exsudationen ins Ovar, in eine Mamma, in ein Labium beim Mädchen. Ebenso selten ist die Anschwellung der Schilddrüse, der Tränendrüse oder der Thymus beim Mumps. Die Auffassung, daß die Durchfälle, die sich als Prodromalerscheinung, aber auch noch im Verlauf der Parotitis epidemica einstellen können, vielleicht als Irritation des Pankreas zu deuten sind, ist nicht von der Hand zu weisen.

Von anderen möglichen Komplikationen ist noch die hämorrhagische Nephritis zu nennen; sie kann, wie bei jeder Infektionskrankheit, während der Höhe der Krankheit oder nachher auftreten. Ferner gibt es Störungen des Zentralnervensystems mit Krämpfen, Delirien, Psychosen oder einer Meningitis oder Enzephalitis. Auch das Gehör kann beteiligt sein: entweder in Form einer Otitis media oder in Form einer Labyrintherkrankung mit Kopfschmerz, Schwindel und nachfolgender bleibender Taubheit. Herzhäute und Gelenke können auch einmal beteiligt werden. Alle diese vielfältigen Komplikationen sind beim Mumps schon beobachtet worden; es ist aber zu betonen, daß sie eher als seltene Kuriosa aufzufassen sind, denn als praktische Gefahren, mit denen der Arzt rechnen soll. Die wenigsten Aerzte können aus ihren eigenen Erinnerungen sich dieser Komplikationen entsinnen.

Andere Komplikationen bestehen darin, daß es bei der Parotitis zu extremer Schwellung der Drüse kommt, wodurch stellenweise Drucknekrosen entstehen, welche zur Demarkation der betroffenen Gewebsteile führen. Zur richtigen Vereiterung der erkrankten Drüse kommt es in den typischen Fällen nicht; dies tritt nur dann ein, wenn eine Mischinfektion mit Eiterbakterien vom Mund aus zustande kommt; aus diesem Grunde ist die Mundpflege beim Mumps sehr wichtig; die durch die Schmerzen entstehende Vernachlässigung der Mundpflege führt gar nicht so selten zu einer leichten Stomatitis und Pharyngitis.

Wenn die Schwellung sehr stark ist, kann es auch zum Druck auf die Nachbarorgane kommen; eine vorübergehende Fazialisparese, eine verringerte Feinheit des Gehörs, ja sogar eine Larynxstenose können sich einstellen.

Die Differentialdiagnose hat bisweilen Schwierigkeiten bei der Unterscheidung von Lymphdrüsenschwellungen hinter dem aufsteigenden Unterkieferast, die spontan oder nach Munderkrankungen auftreten. Eine schwere Rachendiphtherie z. B. kann eine so starke Lymphadenitis am Kieferwinkel verursachen, daß ein dem Mumps ähnliches Bild zustande kommt. Die Beläge im Rachen werden aber die richtige Aetiologie leicht klarlegen, wenn die Tonsillen inspiziert werden. Es muß deshalb zum Prinzip gemacht werden, daß man beim Mumps immer den Rachen kontrolliert, um der folgenschweren Verwechslung mit Diphtherie zu entgehen. Sonst wird man wenig differentialdiagnostische Schwierigkeiten haben, da die Lymphdrüsenschwellungen doch immer etwas tiefer sitzen als die Schwellungen der Ohrspeicheldrüse, welche vor dem Ohr herunterziehend, das Ohrläppchen enge umgreift und keinen Zwischenraum zwischen Ohr und Schwellung palpieren läßt. Beim Erwachsenen kann es auch einmal zu einer Tuberkulose der Ohrspeicheldrüse kommen. Die Einseitigkeit der Lokalisation, die lange Dauer der Schwellung sowie andere wahrscheinlich vorhandene Zeichen der Tuberkulose lassen die richtige Diagnose unschwer stellen.

Die Behandlung des Mumps beschränkt sich im wesentlichen auf Anordnung von Bettruhe, solange das Fieber andauert, auf Darreichung flüssiger oder breiiger Kost zur Vermeidung lokaler Schmerzen und auf sorgfältige Mundpflege, um sekundäre Infektionen vom Mund aus zu vermeiden; man läßt die Kinder mehrmals täglich mit Salbeitee oder Wasserstoffsuperoxyd gurgeln und den Mund ausspülen oder spritzt ihnen den Mund mit diesen Flüssigkeiten aus. Die Schwellung soll mit einem trockenen, locker sitzenden Watteverband bedeckt werden; bei starkem Hautspannungsgefühl bewährt sich die Anwendung von warmem Fett oder indifferenter Salbe. Bei großer Schmerzhaftigkeit bringen kalte Burowumschläge (1:4 mit Wasser verdünnt) Erleichterung. Bei verlangsamter Rückbildung kann man die Schwellung ein- bis zweimal täglich mit Jodkalisalbe oder Jodvasogen bestreichen oder Kataplasmen (Antiphlogistine) auflegen. Ist es einmal bei sekundären Infektionen zu Vereiterung gekommen, so inzidiert man durch einen Schnitt, der parallel zur Verlaufsrichtung des Ductus Stenonis (also wagrecht) geführt werden muß. Bei Orchitis verordne man Hochlagerung des Skrotums und kalte oder warme Burowumschläge,. je nach der besseren Verträglichkeit.

Die Parotitis epidemica ist eine Schulkinderkrankheit; die jüngeren Geschwister der Patienten bleiben oft von der Infektion verschont und erkranken erst später, bis sie ihrerseits älter geworden sind. Die Inkubationszeit dauert 18 bis 22 Tage. Die Ansteckung erfolgt fast ausnahmslos direkt. Wie lange die Kontagiosität während der Erkrankung anhält, ist nicht sicher bekannt. In einzelnen Fällen scheint sie so lange zu dauern, als die Schwellung noch merkbar ist; manchesmal noch länger, sogar bis zu sechs Wochen. Die Erkrankung verleiht eine lebenslängliche Immunität.

Der Keuchhusten.

Die Diagnose des Keuchhustens muß man aus dem charakteristischen Hustenanfall stellen. Wenn man den typischen Husten gehört hat, ist man sicher, daß es sich um eine Pertussis handelt, denn keine andere Krankheit macht einen ähnlichen Husten. Es ist also eine rein klinische Diagnose; bakteriologische und serologische Hilfsmittel, wie etwa bei der Diphtherie oder beim Scharlach, stehen nicht zur Verfügung.

Der charakteristische Hustenanfall ist nicht leicht zu beschreiben. Er wird gerne als S t a k k a t o h u s t e n bezeichnet. Im Verlauf eines Exspiriums folgt ein kurzer Hustenstoß äußerst rasch dem anderen, sie überstürzen sich geradezu und das dauert beängstigend lange, bis das Kind den ganzen Luftvorrat aus den Lungen herausgestoßen hat. Wenn man nun schon glaubt, das Kind müsse am Ersticken sein (und es gibt beim keuchhustenkranken Säugling wirklich Anfälle von Apnoe, welche künstliche Atmung nötig machen), so folgt endlich eine tiefe ziehende, geräuschvolle Einatmung und noch einige Hustenstöße. Diese z i e h e n d e E i n a t m u n g ist das für den Keuchhusten besonders Charakteristische. Es bleibt aber nicht bei dem einen Anfall. Nach einer kurzen Pause von wenigen Sekunden folgt ein neuer Anfall, der oft noch stärker und noch beängstigender ist als der erste, die Kinder sind schon ganz zyanotisch oder geradezu blau geworden bis endlich unter Heraufwürgen von zähem, glasigen Schleim, der mühsam aus dem Mund herausbefördert wird, der Anfall sein Ende findet. Haben die Anfälle eine gewisse Stärke erreicht, so erfolgt das Herausbringen des Schleims zugleich mit einem E r b r e c h e n von Nahrung. Der keuchhustenkranke Säugling allerdings erbricht nicht. Das Erbrechen im Anschluß an den Husten ist das zweite Charakteristikum des Keuchhustens. Wenn der Arzt den Husten selbst nicht gehört hat, wird er in den Angaben der Mutter besonders nach den beiden Symptomen des „Ziehens" und des Erbrechens fahnden, um den Verdacht auf Keuchhusten zu festigen. Man kann zur Stellung der Diagnose den Hustenanfall auch provozieren, indem man mit dem Spatel in den Rachen geht oder indem man mit dem Finger kräftig auf den Kehlkopf drückt. Dabei gelingt es sehr oft, einen typischen Anfall auszulösen. Hatte aber erst vor kurzer Zeit ein Anfall stattgefunden, so bleibt die Provokation ergebnislos.

Der Hustenanfall, der die Pertussis charakterisiert, kann aber unter bestimmten Voraussetzungen auch fehlen; z. B. ist er beim ersten Beginn der Krankheit noch nicht in der typischen Form entwickelt. Es dauert ungefähr acht bis zehn Tage, bis der Krampfhusten das geschilderte Verhalten angenommen hat. Im Anfang besteht nur ein lästiger Reizhusten, der besonders des Nachts auftritt und in ein- bis zweistündlich wiederkehrenden Attacken den Patienten quält. Dieser nächtliche Reizhusten, welcher durch keinerlei Mittel, weder durch Kodein noch durch ein Expektorans wesentlich gemildert werden kann, bringt den Verdacht auf eine beginnende Pertussis nahe. Die Diagnose kann aber erst nach dem Auftreten der typischen Hustenanfälle mit Sicherheit gestellt werden.

Es kann auch vorkommen, daß bei einer beginnenden Pertussis schon einige Male typische Hustenanfälle unter den verschiedenen Hustenattacken aufgetreten waren, so daß man der Diagnose sicher zu sein glaubte. Auf einmal wird aber der Husten, so schwer er ist, wieder uncharakteristisch, und da man nun die Erscheinungen einer Bronchopneumonie findet, nimmt man an, daß man sich in der Diagnose geirrt habe. Es ist nun sehr wichtig zu wissen, daß eine im Verlauf des Keuchhustens auftretende schwere Pneumonie dem Husten den Pertussischarakter oft nimmt. Erst wenn sich die Pneumonie bessert, stellt sich die eigentümliche Form des Keuchhustens wieder ein. Die schwere Lungenentzündung mit den Schmerzen auf der Brust und dem Seitenstechen hindert den Organismus daran, die für die Heraufbringung des zähen Schleimes gewissermaßen günstigste Art des Hustens, nämlich den Stakkatohusten, in Anwendung zu bringen.

Auch ohne die Komplikation der Pneumonie ist beim Säugling, insbesondere beim jüngeren Säugling, der Keuchhusten sehr oft uncharakteristisch. Der junge Säugling bringt den komplizierten Mechanismus des Pertussishustens nicht zustande. Die Diagnose wird in diesem Alter mithin oftmals nicht gemacht, was bei der Unkenntnis der Infektionsgefahr Ansteckungen anderer Kinder Vorschub leistet.

Auch beim Erwachsenen ist der Keuchhusten untypisch. Nur der auffallend lang dauernde Reizcharakter des Hustens und das vorwiegend nächtliche Auftreten der Hustenanfälle legt den Verdacht auf einen Keuchhusten nahe, was oft genug durch die vorhergehende oder nachträgliche Erkrankung von Kindern aus der Umgebung des Patienten seine Bestätigung findet. Erwachsene mit 30 bis 35 Jahren, welche viel mit Kindern zu tun haben, z. B. Lehrpersonen, Aerzte, Pflegeschwestern, erkranken nicht so selten an einer abortiven oder larvierten Form des Keuchhustens. Da solche Kranke oft mit Sicherheit angeben können, daß sie seinerzeit als Kinder einen typischen Keuchhusten durchgemacht haben, so beweist das nochmalige Erkranken bei massiger Infektion, daß der Immunitätsschutz durch das Ueberstehen der Krankheit oft nicht absolut ist, sondern nach 20 bis 30 Jahren wieder verschwinden kann.

Trotz aller dieser Ausnahmen soll man sich aber daran nicht irre machen lassen, daß bei Kindern nach der ersten Säuglingszeit die Pertussis durch die charakteristische Art des Hustens ausgezeichnet ist.

Außer dem typischen Hustenanfall gibt es noch ein Symptom, welches, wenn es zu finden ist, mit größter Wahrscheinlichkeit, ja fast mit Sicherheit für das Vorhandensein eines Keuchhustens spricht. Es ist dies das Zungenbandgeschwür, das Ulcus sublinguale. Das Zungenbandgeschwür findet sich an der Wurzel der Zungenspitze, wo sich der freie Teil der Zunge vom Mundboden abhebt. Die Schleimhaut des Mundbodens löst sich in der Mittellinie in Form einer dünnen Falte vom Grunde los und zieht als Zungenbändchen zur Unterseite der Zunge. Bei ungefähr einem Viertel der keuchhustenkranken Kinder, bei den schweren Fällen häufiger als bei den leichten, reißt das Zungenbändchen bei dem starken Husten, durch welchen die Zunge herausgeschleudert wird, ein. An der Einrißstelle bildet sich ein etwa linsengroßes, karoförmiges Geschwür, wobei die Läsion des Zungenbändchens durch die unteren Schneidezähne, gegen welche die herausgeschleuderte Zunge gepreßt wird und sich dort nun scheuert, noch verstärkt wird. Daher findet man auch am häufigsten und am stärksten ausgebildet Zungenbandgeschwüre bei jungen Kleinkindern, bei welchen die unteren Schneidezähne besonders scharf sind. Die Zungenbandgeschwüre überziehen sich bald mit einem weißen Belag, in der Umgebung kann man Zeichen von mäßiger Entzündung feststellen. Es besteht vielfach die Meinung, daß für die Entstehung der Zungenbandgeschwüre lediglich die scharfen Zähne anzuschuldigen sind. Es ist aber festzuhalten, daß das Herausschleudern der Zunge beim Husten allein auch ein Einreißen des Zungenbändchens und eine nachfolgende Geschwürsbildung verursachen kann, denn man findet in vereinzelten Fällen auch bei noch zahnlosen jungen Säuglingen solche Geschwüre, wo also ein Trauma durch die Zähne nicht in Betracht gezogen werden kann. Bei der Suche nach einem Ulcus sublinguale geht man mit dem flachgestellten Spatel vorsichtig von der Seite her unter die Zunge und kantet dann den Spatel; dabei hebt man die Zungenspitze empor und spannt das Frenulum linguae an. Man kann auch ohne Benutzung des Spatels auskommen, wenn die Kinder bereit sind, den Mund zu öffnen und gleichzeitig mit der Zunge den harten Gaumen vorne zu berühren.

Es besteht die theoretische Möglichkeit, daß bei jedem starken Husten das Zungenbändchen einreißt; in der Praxis ist aber das Vorhandensein eines Geschwüres mit der Diagnose Keuchhusten identisch.

Beim unkomplizierten Keuchhusten besteht meistens eine auffallende Diskrepanz zwischen der Stärke des Hustens und der Geringfügigkeit des objektiven Befundes über den Lungen. Vor den Hustenattacken hört man meistens nur spärliche Rasselgeräusche über den Lungen, welche nach dem Hustenanfall verschwunden sind.

Keuchhustenkranke Kinder haben häufig ein etwas gedunsenes Aussehen; besonders die Umgebung der Augen sieht geschwollen, ja ödematös aus. Die Ursache der Gedunsenheit ist in der Stauung zu suchen, die während des langdauernden, exspiratorischen Hustenanfalles zustande kommt und das vom Schädel abfließende Blut nicht in den Thorax einströmen läßt. Dadurch kommt es zur Ansammlung von Gewebssaft in den Lymphspalten des Schädels. Die Stauung kann aber auch zu Blutungen am Schädel führen und gar nicht selten findet man, besonders in der Umgebung der Augen, vereinzelte punktförmige Hautblutungen. Freilich gehört zur Entwicklung der Blutungen neben der Stauung auch eine gewisse hämorrhagische Diathese, eine Blutungsbereitschaft, welche sich besonders am Ausgang des Winters nach der vitaminarmen Ernährungsperiode mit der Erschöpfung der Vitaminvorräte entwickelt. Die Hautblutungen wie auch gelegentliches Nasenbluten und Bluterbrechen selbst sind nicht bedeutungsvoll, sie sind aber eine Warnung, daß auch andere Blutungen auftreten können, welche wegen größerer Ausdehnung und gefährlicherer Lokalisation nicht gleichgültig sind. Dasselbe gilt auch von den subkonjunktivalen Blutungen, welche neben der Hornhaut an irgend einem Sektor des Augapfels, meist wohl lateral von der Kornea auftreten und eine blutigrote Verfärbung des Auges unter der Bindehaut verursachen. Diese Verfärbung bildet sich nach einer Reihe von Tagen wieder zurück. Eine viel größere Ausdehnung hat die retrobulbäre Blutung, welche sich im lockeren Gewebe hinter dem Auge und um das Auge herum ausbreitet und den Augapfel nach vorne treibt, so daß oft ein starker einseitiger Exophthalmus entsteht. Meistens ist dabei die Haut der Lider blutig imbibiert. Alle diese Blutungen machen keine stärkeren Funktionsstörungen des Auges. Dagegen führen Blutungen in das Innere des Bulbus zu dauernden und irreparablen Beeinträchtigungen des Sehvermögens.

Von größter Bedeutung sind jedoch Blutungen ins Gehirn. Durch die Zerstörung von wichtigen Zentren und Leitungsbahnen kommt es zu Lähmungen, welche nicht mehr reversibel sind, und dauernde Gebrauchsunfähigkeit der betroffenen Muskelgebiete ist die Folge.

Es soll an dieser Stelle kurz erwähnt werden, daß im Verlauf einer schweren Pertussis auch andere zerebrale Prozesse und Störungen auftreten können. Durch die oben erwähnte Stauung im Bereich des Schädels kann es gleicherweise wie zu einem Hautödem auch zu einem Hirnödem kommen. In dessen Gefolge können Bewußtlosigkeit und allgemeine Krämpfe auftreten, die wohl mit der Besserung des Keuchhustens verschwinden können, freilich aber auch bisweilen zum Tod führen. Neben diesen durch ein Hirnödem verursachten Erscheinungen gibt es aber auch bei der Pertussis, wie bei jeder akuten Infektionskrankheit, enzephalitische Prozesse, welche mit ähnlichen Erscheinungen einhergehen und prognostisch sehr ernst zu beurteilen sind. Chloralhydrat ($1/2$ bis $3/4$ g, diese Dosis einmal im Tag gegeben) oder Luminalnatrium (0·1 g, gleichfalls einmal im Tag gegeben) ist hier am Platze.

Der Ablauf des Keuchhustens wird seit jeher in drei Stadien eingeteilt, von denen jedes (schematisch gesagt) ungefähr 14 Tage ausmacht. Das erste Stadium wird als Stadium catarrhale bezeichnet. Es ist durch starke katarrhalische Erscheinungen ausgezeichnet, die vor allem in einem fließenden Schnupfen zum Ausdruck kommen; das oft reichlich aus der Nase kommende Sekret ist wasserhell und ziemlich dünnflüssig. Es kann auch eine gewisse Konjunktivitis vorhanden sein. Vervollständigt wird die Symptomatologie dieser beginnenden Pertussis durch den oben erwähnten starken Reizhusten, der sich besonders nachts bemerkbar macht. Auch Nieskrämpfe kommen vor. Dieses Stadium kann, wie gesagt, 14 Tage dauern, meistens geht es aber schon nach acht bis zehn Tagen in das Stadium convulsivum über, in das Krampfstadium mit den typischen Anfällen. Bei Kindern, welche über die allerersten Lebensjahre schon hinausgekommen sind und deren Keuchhusten nicht kompliziert ist, dauert das Krampfstadium auch nicht länger als etwa 14 Tage. Je leichter die Krankheit ist, um so kürzer dauert das Stadium convulsivum. Darnach werden die Anfälle seltener und leichter, um nach weiteren zwei Wochen ganz aufgehört zu haben. Diesen Ausklang des Keuchhustens nennt man das Stadium decrementi.

Die Zahl der Anfälle wechselt entsprechend der Schwere der Krankheit. Die leichten Fälle haben fünf, sechs oder acht Anfälle im Verlauf von 24 Stunden, die schweren Fälle 25, 30, ja 50 Anfälle im Tag. Auch die Intensität der Hustenattacken in den verschiedenen Krankheitsfällen ist recht verschieden. In den schweren Erkrankungsfällen werden die Patienten minutenlang mit dem Husten nicht fertig und sind nachher ganz erschöpft.

Das Stadium convulsivum dauert, wie schon erwähnt, oft nur 10 bis 14 Tage, wenn es sich um einen leichten Fall bei einem älteren Kleinkind oder bei einem Schulkind handelt. In schweren Fällen, jedoch insbesondere bei jungen Kindern zieht sich das Krampfstadium häufig drei, vier, ja fünf Wochen hin, jedenfalls in der rauhen Zeit und im Winter länger als im Sommer, weil es immer wieder zu sogenannten Rezidiven kommt, neuerlichen Verschlechterungen, nachdem die Hustenanfälle schon seltener und leichter geworden waren. Diese Rezidive treten nach geringfügigen Erkältungen auf oder wenn der Patient in windige oder staubige Luft gekommen war oder wenn er einer Schnupfeninfektion ausgesetzt wurde. Das ganze Krankheitsbild wird wieder für eine Reihe von Tagen verschlechtert und die Dauer des Keuchhustens damit verlängert. Aus der Leichtigkeit, mit der Rezidive auftreten können, folgt, daß der junge Pertussispatient einer sorgfältigen Pflege und Wartung bedarf. Besonders häufig treten solche Rezidive auf, wenn der Keuchhusten durch eine Pneumonie kompliziert ist. Klinisch sind die Erscheinungen einer Bronchopneumonie festzustellen, mit klingendem Rasseln und stellenweise ausgesprochenem Bronchialatmen. Die Pertussispneumonie zeigt ein ziemlich charakteristisches Röntgenbild, von dem der Erfahrene den dringenden Verdacht auf die Pertussisätiologie der vorhandenen Lungenentzündung ableitet. Das Keuchhustenröntgenbild zeigt besonders „paramediastinale" Verschattungen, fleckige Verdunklungen, welche weniger in der Peripherie der Lungenfelder als innen neben dem Mediastinum gelagert sind.

Wie schon gesagt, bildet die Pneumonie die wesentlichste Gefahr beim Keuchhusten. Die Todesfälle bei der Pertussis sind fast immer nur auf Kosten dieser Komplikation zu setzen. Je jünger der pertussiskranke Patient ist, um so wahrscheinlicher ist das Auftreten einer Pneumonie und um so schlechter ist die Prognose. Besonders gefährdet sind rachitische Säuglinge, da bei diesen die Thoraxrachitis die Atmungsverhältnisse stark beeinträchtigt und das Auftreten und die Ausbreitung einer Lungenentzündung überaus begünstigt. Es ist deshalb besonders wichtig, daß Säuglinge und jüngere Kleinkinder, insbesondere aber Rachitiker vor der Pertussisinfektion sorgfältig behütet werden, weil das Auftreten einer Pneumonie in diesem Alter so häufig ist und so oft zum letalen Ende führt. Bei älteren Kleinkindern und bei Schulkindern ist die Pertussispneumonie schon selten und damit die Prognose der Pertussis eine gute. Die beste Zeit für das Ueberstehen einer Pertussis ist, ähnlich wie bei den Masern, das spätere Kleinkindesalter und die erste Schulzeit, wo einerseits die Gefahr der Pneumonie schon sehr gering geworden ist und wo anderseits die tuberkulöse Infektion noch nicht stattgefunden hat. Wenigstens gilt dies für die behüteten Kinder wohlhabender Eltern, bei denen die Tuberkuloseinfektion oft erst in der späteren Schulzeit erfolgt. Eine frische, noch nicht ausgeheilte Tuberkulose wird durch eine Pertussis oft verschlechtert. Dies kann auf zweierlei Weise geschehen: erstens kann es bei den starken Hustenanfällen zu Zerreißungen und Durchbrechungen der Einkapselungen und der Schutzwälle um die Tuberkuloseherde kommen und die Tuberkulose kann dadurch propagiert werden; in zweiter Linie ist aber auch daran zu denken, daß die Pertussis wie jede schwere Infektion oder sonstige Belastung des Körpers die Immunitätsverhältnisse des Organismus herabsetzt und verschlechtert. Dies findet seinen Ausdruck in dem Verhalten der Tuberkulinreaktion, welche während einer Pertussis oft deutlich abgeschwächt ist. Diese Immunitätsschwäche, die darin zum Ausdruck kommt, ist sicher auch für die Verschlechterung einer bestehenden (aktiven) Tuberkulose verantwortlich zu machen.

Eine weitere Gefahr bei der Pertussis ist das Entstehen von bronchiektatischen Kavernen, wie sie nach längerem Bestand einer Keuchhustenpneumonie gar nicht so selten auftreten. Diesen ätiologischen Zusammenhang muß man im Auge behalten, da in der Anamnese von Bronchiektatikern außerordentlich häufig schwere Pertussis im frühen Kindesalter vermerkt ist. Auch Emphysem kann sich nach Keuchhusten einstellen.

Daß die schweren Hustenanfälle oder gar eine Pneumonie eine große Belastung für das Herz bedeuten, ist leicht einzusehen. Besonders das rechte Herz hat die Mehrarbeit zu leisten und deswegen findet man häufig eine Verbreiterung der Herzdämpfung nach rechts, was natürlich auch im Röntgenbild zu sehen ist. Beim üblen Ausgang einer Pertussispneumonie spielt wohl auch ein Versagen der überanstrengten Herzkraft mit.

Eine andere Schädigung, die im Anschluß an den

Keuchhusten, freilich auch bei anderweitigem langdauernden starken Husten auftreten kann, ist das Zustandekommen von Hernien. Besonders bei sehr jungen Patienten, wo die Bruchpforten noch unvollständig verschlossen sind, ist eine Hernienbildung während eines Keuchhustens gar nicht selten, sei es, daß es sich um Nabelbrüche oder um Leistenhernien handelt.

Einer Besonderheit beim Keuchhusten muß noch gedacht werden, welche auch prognostisch bedeutungsvoll ist, nämlich der ausgesprochenen Geschlechtsdisposition: Die Mädchen erkranken durchschnittlich viel schwerer als die Knaben. Während die Knaben mit ihrem Keuchhusten meistens ohne Komplikationen in kurzer Zeit fertig werden, laborieren die Mädchen an der Pertussis oft lange Zeit, verschiedene Komplikationen und wiederholte Rezidive machen den Eltern und dem Arzt immer wieder Sorgen, bis endlich nach Wochen die endgültige Heilung erfolgt.

Die B e h a n d l u n g der Pertussis ist nicht sehr wirkungsvoll. Kodein, das sonst bei vielen Hustenarten eindeutige Milderung des Hustenreizes bringt, ist bei der Pertussis ziemlich wirkungslos. Es hat gar keinen Sinn, Kodein auch nur versuchsweise zu verordnen, da man bald durch die dezidierte Angabe der Eltern, die Medizin sei ohne die versprochene Wirkung geblieben, unangenehm desavouiert wird. Die früher vielfach verwendeten Narkotika sind direkt gefährlich. Man kann mit ihnen natürlich die Patienten soweit einschläfern, daß sie weniger husten, dann ist aber wegen der mangelhaften Expektoration und der schlechten Durchlüftung der Lungen die Gefahr einer Pneumonie heraufbeschworen. Beim Keuchhusten Narkotika zu verwenden ist eigentlich nur dann gerechtfertigt, wenn die Gefahr einer Hämorrhagie, einer Hirnblutung besteht. Sind die Hustenanfälle schwer und zeigen kleinere Hautblutungen das Bestehen einer hämorrhagischen Diathese, so wird man aus Angst vor den schwerwiegenden Folgen etwa einer Hirnblutung zu mäßigen Dosen von Brom oder Chloralhydrat greifen, um die Schwere der Hustenanfälle rasch zu mildern. Doch ist dann verdoppelte Pflege zur Vermeidung der Pneumonie nötig. Verabreichung von frischen Obstsäften zur Abdichtung vielleicht skorbutisch geschädigter Blutgefäße ist ein zumindest unschädlicher Versuch zur Vorbeugung von Blutungen.

Von der jetzt vielfach verwendeten Keuchhustenvakzinebehandlung habe ich bei der ausgebrochenen Pertussis bis jetzt keinen eindeutigen kurativen Erfolg gesehen. Daß bei einer leichten Pertussis und bei Patienten, welche einer Suggestivbehandlung gut zugänglich sind, auch mit der Vakzineinjektionsbehandlung therapeutische Effekte erzielt werden können, ist zuzugeben; in mittelschweren und schweren Pertussisfällen war jedoch bei genauer Beobachtung weder in der Zahl noch in der Schwere der Anfälle eine Besserung zu bemerken.

Von den verschiedenen Thymian- und Sonnentaupräparaten ist in den ausgesprochenen Fällen auch kein ernst zu nehmender, immer wieder reproduzierbarer Erfolg zu vermerken. Leichte Pertussisfälle zeigen so oft schnelle und spontane Besserungen, daß man dem emphatischen Lob über viele dieser Mittel skeptisch gegenüberstehen muß. Auch die Wirkung des Chinins ist sehr fraglich.

Die einzig wirksame Behandlungsart des Keuchhustens wie der Keuchhustenpneumonie ist die möglichst einwandfreie hygienisch-diätetische Versorgung des Kranken, welche verhindert, daß durch Rezidive und unspezifische Schnupfeninfektionen der normale Ablauf des Keuchhustens verschlechtert und verlängert wird. Das keuchhustenkranke Kind gehört vor allem ins Bett. Auch der komplikationslose Keuchhusten hat zumindest im Anfang subfebrile oder leicht febrile Temperatursteigerungen. Dies indiziert schon die Bettruhe. Nur wenn es sich um ein Schulkind handelt, das bei seinem leichten Keuchhusten völlig fieberfrei ist, kann vom späteren Stadium convulsivum ab die Bettruhe aufgegeben werden. Das junge Kleinkind mit Pertussis gehört jedoch, selbst wenn es fieberfrei ist, bis ins Stadium decrementi ins Bett.

Der wichtigste Faktor, der für den Erfolg ausschlaggebend ist, ist die möglichst ausgedehnte F r e i l u f t b e h a n d l u n g. Das keuchhustenkranke Kind, auch der Säugling, sollte womöglich Tag und Nacht im Freien zubringen, wenn es nur die Witterung zuläßt. Wenn es nicht gerade die kalte Jahreszeit ist, so soll der Patient mit seinem Bett ins Freie gebracht werden, gut zugedeckt, nötigenfalls mit Wärmflaschen versehen. Es ist nur darauf zu achten, daß das Bett im Windschatten steht, d. h. daß das Kind dem Wind nicht ausgesetzt ist. Kalter Luftzug kann leicht Rezidive herbeiführen. Die Freiluftbehandlung vermeidet die unspezifischen Schnupfeninfektionen, läßt reine Luft atmen, wodurch die Reizung der Luftwege durch Rauch und Staub unterbleibt; außerdem wird die Widerstandskraft des Körpers außerordentlich gehoben. Auch verzweifelte Fälle sieht man bei konsequenter Freiluftbehandlung nach Wochen genesen. Die Freiluftbehandlung ist leicht auf dem Land durchzuführen und schwer in der Stadt. Deswegen wird vom Arzt immer wieder die „Luftveränderung" empfohlen. Aber nicht so sehr die V e r ä n d e r u n g des Klimas ist das therapeutisch wirksame, sondern die reizlose Luft überhaupt, wo sie auch sei. Ist ein Landaufenthalt mit den für das kranke Kind nötigen Bequemlichkeiten nicht durchführbar, so kann man sich in der Stadt damit behelfen, daß man die kleineren Patienten im Kinderwagen gebettet möglichst viel ins Freie bringt. Selbstverständlich müssen die staubigen Straßen gemieden werden und staubfreie Gärten aufgesucht werden. Es ist aber ein Gebot der primitivsten Humanität, daß die Eltern bei solchen Ausfahrten oder beim Landaufenthalt die Anstekkung anderer Kinder vermeiden. Der Arzt wird deshalb die nötigen Aufklärungen spontan zu geben haben. Ist ein Ausführen des Kindes unmöglich oder herrscht kalter Winter, dann muß das Kind möglichst lange bei offenem Fenster liegen, wobei auf zugfreie Lagerung des Bettes durch Wandschirme usw. zu achten ist. Hier bewährt sich das Zweizimmersystem, wobei dem Patienten zwei Zimmer zur Verfügung gestellt werden, welche abwechselnd gelüftet und darnach benützt werden. Natürlich ist bei Kälte durch Heizung und Versorgung mit Wärmeflaschen das Kind vor jeder Unterkühlung zu schützen. Auf diese Freiluftbehandlung ist der größte Wert zu legen, während die medikamentöse Therapie nur unterstützenden Wert hat. Es ist darauf zu achten, daß Schreck und Aufregung dem kranken Kind erspart werden, weil dies Weinen und dadurch Anfälle hervorruft.

Ein Punkt ist bei der Pflege besonders zu beachten, nämlich die N a h r u n g s a u f n a h m e. Die Kinder verlieren durch das Erbrechen nach dem Hustenanfall immer wieder einen Teil der Nahrung, wodurch sie in ihrem Ernährungszustand herunterkommen. In schwereren Fällen mit starkem Erbrechen wird es nötig sein, die einzelnen Mahlzeiten kleiner zu machen, aber dafür häufiger zu füttern, um größere Nährwertverluste zu vermeiden. Konzentrierung des Nährwertes der Mahlzeiten durch kalorienreiche Nahrungsstoffe ist durchaus am Platze. Am besten ist es, wenn man bald n a c h dem Hustenanfall die Nahrung verabreicht, weil dann wieder längere Zeit vergeht, bis ein neuer Hustenanfall mit Erbrechen den Mageninhalt verlieren läßt. Gewisse trockene bröselige Speisen sind zu vermeiden, weil sie direkt zum Husten reizen. Die genügende Nahrungszufuhr ist beim Keuchhusten eine wichtige und oft auch schwierige Angelegenheit, die manchen Rat des Arztes erfordert.

Wie lange ist der Keuchhusten ansteckend und wie lange sind deshalb die Patienten zu isolieren? Sicher ansteckend ist der Keuchhusten im Stadium catarrhale und im Stadium convulsivum. Im Stadium decrementi ist er vielleicht nicht mehr infektiös, man wird aber Säuglingen und Kleinkindern gegenüber noch vorsichtig sein. Manche

Keuchhustenrekonvaleszenten behalten auch nach Abheilung des Keuchhustens noch durch Monate die während der Pertussis angenommene Art des Stakkatohustens bei und reagieren dann auf unspezifische Infekte mit einem charakteristischen Keuchhusten. Diese Keuchhustenimitation wird bisweilen als Rezidiv aufgefaßt, es ist aber bloß ein nervöses Symptom. Solch ein „Pseudokeuchhusten" ist natürlich nicht mehr ansteckend.

Die Inkubationszeit für Keuchhusten dauert meistens 7 bis 10 bis 14 Tage bis zum Deutlichwerden des Stadium catarrhale. Vielleicht ist hier die Vakzinetherapie am Platz und es lohnt sich möglicherweise der Mühe, während dieser Zeit die infizierten (jungen) Kinder mit Keuchhustenvakzine zu behandeln, da von verschiedenen Seiten angegeben wird, daß diese Therapie oftmals den Ausbruch der Krankheit verhindert oder doch wenigstens die Intensität der Symptome abschwächt. Wie bei jeder Vakzinetherapie wird auch hier mehrmals mit steigenden Dosen in zwei- bis dreitägigen Intervallen zu behandeln sein, wobei der Inhalt der einzelnen Ampullen der Packung subkutan oder intramuskulär einverleibt wird.

Die Poliomyelitis.

Die Poliomyelitis (auch akute spinale Kinderlähmung oder Heine-Medinsche Krankheit genannt) braucht einige Tage, bis sie zu ihrem beweisenden Symptom, der Lähmung, kommt. Die Prodrome sind bei den einzelnen Kindern verschieden und in den ersten Tagen ganz uncharakteristisch und vieldeutig. Einmal beginnt die Erkrankung mit Erbrechen, Bauchschmerzen und Durchfällen, ein andermal ist eine Angina nachzuweisen, gelegentlich auch mit Belägen. Wieder bei anderen Kindern bestehen starke Kopf- und Gliederschmerzen, vielleicht sind auch Krämpfe vorhanden. Immer aber ist Fieber da, welches bis auf 39^0 und 40^0 ansteigen kann. Ein Symptom, welches in der Prodromalzeit am ehesten noch auf die Poliomyelitis hinweisen könnte, ist das Vorhandensein starker Schweiße.

Gegen das Ende der Prodromalzeit (zwei bis fünf Tage) zu treten aber bei einer Reihe von Kindern doch Symptome auf, welche bestimmter auf die Poliomyelitis hindeuten, zumindest eine beginnende Schädigung des Zentralnervensystems anzeigen (präparalytisches Stadium). Da findet man häufig eine Nackensteifigkeit wie bei einer Meningitis und eine Steifigkeit der ganzen Rückenmuskulatur. Die Gliederschmerzen sind oft so stark geworden, daß das Kind aus Angst vor Schmerzen bewegungslos liegt; jede Untersuchung, ja jede Berührung trachtet das Kind durch Schreien zu verhindern. Aus dem gleichen Grund auch läßt das Kind, nur um sich nicht bewegen zu müssen, Harn und Stuhl ins Bett gehen. Wenn man die Haut genau betrachtet, kann man oft da und dort Zuckungen darunter liegender Muskelbündel wahrnehmen. Diese Muskelzuckungen treten besonders gern an den Muskeln auf, welche später gelähmt werden. Auch Tremor ist da und dort festzustellen. Sind die Schmerzen nicht stark, so daß sich das Kind bewegen kann, so fällt bisweilen die hochgradige Muskelschwäche auf; will das Kind gehen, so knickt es bald ein und stürzt zusammen. Recht bedeutungsvoll ist auch der Umstand, daß die Patellarsehnenreflexe nicht auszulösen sind. Macht man eine Lumbalpunktion, so findet man, daß der Liquor unter erhöhtem Druck abfließt, der Eiweißgehalt des Liquors ist etwas vermehrt, auch die Zellzahl ist etwas gesteigert, der Zuckergehalt ist jedoch normal.

Alle diese Symptome können auf eine beginnende Meningitis hinweisen, ebensogut auch an eine Enzephalitis denken lassen, sie müssen aber vor allem die Poliomyelitis ins Kalkül ziehen. Das wichtigste und einzig beweisende Symptom der Poliomyelitis ist jedoch erst die Lähmung, eine periphere, s c h l a f f e L ä h m u n g, wobei der Muskel tonuslos wird. In den allermeisten Fällen ist der Sitz der Lähmungsherde das Rückenmark, und zwar vorwiegend in der Lendengegend. Dabei kommt es zu Lähmungen in einer unteren Extremität, so daß entweder das ganze Bein schlaff und bewegungslos ist, oder es sind nur einzelne Muskeln gelähmt, wie z. B. der Quadrizeps, der das gebeugte Knie strecken soll, oder der Peronäus, welcher die Fußspitze heben soll. Seltener wird der Arm ergriffen, wobei vorzugsweise die Muskeln des Schultergürtels und die Oberarmbeuger gelähmt sind. In den schwereren Fällen sind daneben die Rückenmuskeln, gelegentlich auch die Bauchmuskeln und die Interkostalmuskeln geschwächt oder gelähmt.

Im Anfang umfaßt die Bewegungshemmung meistens ein größeres Gebiet und erst nach wenigen Tagen beschränken sich die Lähmungen auf einzelne Muskelgruppen, die nun für einige Zeit oder dauernd paralytisch bleiben. So sind die Rückenmuskeln sehr oft im Beginn mitbetroffen, sie erholen sich aber in der Regel wieder.

Bei älteren Kindern und bei erwachsenen Patienten zeigt sich die Poliomyelitis bisweilen in der Form der sogenannten aufsteigenden L a n d r y s c h e n P a r a l y s e, wobei es zu einer schnell zunehmenden Ausbreitung der Lähmungen auf alle Gliedmaßen, auf den Stamm und die Interkostalmuskeln kommt und wo nach wenigen Tagen die schließliche Zwerchfellähmung den Tod herbeiführt.

Der poliomyelitischen Lähmung folgt in wenigen Wochen die Atrophie der paralytischen Muskeln. Bei mageren Kindern ist dies schnell zu bemerken, bei fetten Kindern, insbesondere bei wohlgenährten Säuglingen, sieht man das erst spät. Die elektrische Erregbarkeit ist herabgesetzt oder aufgehoben.

Außerdem kommt es zum Reflexverlust an den befallenen Gliedmaßen; bei der Quadrizepslähmung ist dann der Patellarsehnenreflex unauslösbar, bei der Lähmung der Wadenmuskulatur fehlt der Achillessehnenreflex, und wenn die Strecker des Oberarms gelähmt sind, ist der Trizepsreflex nicht nachzuweisen. Wir haben schon erwähnt, daß in den meisten Fällen der Patellarsehnenreflex vorübergehend ausfällt und dies selbst dann, wenn das Bein nicht Sitz der Lähmung ist. Manche Reflexe können auch gesteigert sein, so kann es z. B. bei einer Aufhebung des Patellarsehnenreflexes zu einer Steigerung des Achillessehnenreflexes am gleichen Bein kommen. Die Hautreflexe (z. B. die Bauchdeckenreflexe) zeigen kein einheitliches Verhalten.

Wirkliche Blasen- und Mastdarmstörungen gehören nicht zum Bild der Poliomyelitis; wenn anfänglich oft Inkontinenz besteht, so ist dies, wie schon erwähnt, ein absichtliches Untersichgehenlassen aus Furcht vor Bewegungsschmerz.

Neben den im Rückenmark lokalisierten Lähmungen gibt es selten einmal auch Herde in der Brücke, die sich dann als Augenmuskellähmungen oder Fazialislähmungen kenntlich machen. Auch bulbäre Lokalisationen der Poliomyelitis kommen hie und da vor; sie verursachen Sprachstörungen, Kau- und Schlucklähmungen, Erschwerung der Mund- und Zungenbewegungen und die schon angeführte Atemlähmung bei der „Landryschen Paralyse". Wenn es zu vorübergehenden Lähmungen einer ganzen Körperhälfte kommt oder wenn Krämpfe, Somnolenz und Schlafsucht auftreten, wird man eine Lagerung der poliomyelitischen Herde im Großhirn annehmen müssen.

Die meningeale Form der Poliomyelitis äußert sich durch Nackensteifigkeit, durch Erbrechen, durch Unruhe und gelegentliche Krämpfe, wie durch das sogenannte Kernigsche Phänomen, welches darin besteht, daß man das im Kniegelenk gestreckte Bein in der Hüfte nicht bis zum rechten Winkel beugen kann; es beugt sich dabei das Kniegelenk zwangsläufig etwas mit; die Hüftbeugung gelingt nur, wenn gleichzeitig auch im Kniegelenk gebeugt wird. Beim Gesunden dagegen macht auch starke Hüftbeugung bei gestrecktem Knie keine besonderen Schwierigkeiten. Daß diese meningitischen Erscheinungen einer Poliomyelitis zugehören, kann man nur dann für sicher erkennen, wenn sie mit typischen Extremitätenlähmungen kombiniert sind. Die abortiven Formen ohne Lähmungen, welche heilen oder zum Tod führen, können nicht zuverlässig diagnostiziert werden.

Die Poliomyelitis ist eine ziemlich gefährliche Krankheit; es sterben mehr Prozent Poliomyelitiskranke (früher 20%, jetzt vermutlich durch Aenderung des Genius epidemicus ungefähr 10%), als die Todesrate der Diphtheriepatienten beträgt. Der Tod erfolgt meistens binnen wenigen Tagen, bei den älteren Patienten durch die Landrysche Paralyse, bei den Kleinkindern an der meningealen Form. Selten kommt es erst später zum tödlichen Ausgang; dies dann, wenn z. B. eine zurückbleibende Interkostalmuskellähmung bei einer respiratorischen Infektion zu einer Lungenentzündung führt.

Einzelne Poliomyelitiskranke werden völlig gesund, d. h. ihre Lähmungen bilden sich ganz zurück; die Mehrzahl jedoch behält Dauerlähmungen, was oft genug mit Krüppelhaftigkeit identisch ist. Ein Drittel aller Verkrüppelungen ist auf die Poliomyelitis zurückzuführen. Die Dauerlähmungen sind besonders am Bein wegen der Atrophie und der Wachstumsstörung mit Verkürzung wie wegen der sich entwickelnden Kontrakturen der gesunden Antagonisten störend. Wenn sie dagegen den linken Arm betreffen, ist das Unheil nicht ganz so groß.

In den ersten Monaten nach der Krankheit besteht noch immer Hoffnung, daß sich die Lähmungen zurückbilden; aber Muskeln, welche sechs Monate nach der Erkrankung noch gelähmt sind, bleiben gelähmt; bisweilen lernen es jedoch die Kinder, für die gelähmten Muskeln andere einzusetzen und auf diese Weise einen Funktionsausfall zu decken. Daher ist es angezeigt, erst im zweiten Jahr nach Beginn der Erkrankung operative Verbesserungen durchzuführen. Die Verhinderung der Kontrakturen hat freilich möglichst frühzeitig zu beginnen.

Rezidive der Poliomyelitis gibt es nicht, aber die Krankheit kann schubweise verlaufen, so daß gelegentlich die eigentliche Krankheitsdauer drei bis vier Wochen beträgt. Nach der Poliomyelitis ist der Mensch dauernd immun; wenn ein bleibender Defekt vorhanden ist, so hat dieser doch keine Progressivtendenz.

Die Differentialdiagnose macht im Prodromalstadium oft unüberwindliche Schwierigkeiten, besonders zu Zeiten, wo die Poliomyelitisfälle nur sporadisch auftreten. Die gleichen Erscheinungen, welche als Prodrome der Poliomyelitis vorkommen, können auch bei unspezifischen Infektionen, wie bei der Influenza, bei einer Angina oder bei einem Darmkatarrh beobachtet werden. Starke Schweiße und übergroße allgemeine Empfindlichkeit sind, wenn vorhanden, wohl im Sinne der Poliomyelitis zu verwerten. Eine starke Empfindlichkeit an den Extremitäten kann auch einmal einen akuten Gelenkrheumatismus vortäuschen. Ist aber an keinem Gelenk Rötung oder Schwellung nachzuweisen, so ist diese Aetiologie auszuschließen. Die Unterscheidung von einer akuten aseptischen (serösen) Meningitis ist oft unmöglich; fehlende Patellarsehnenreflexe würden mehr für die Poliomyelitis sprechen. Die tuberkulöse Meningitis kann wie die meningeale Form der Poliomyelitis beginnen, sie hat aber einen unerbittlich fortschreitenden, mehr subakuten Verlauf. Sie kommt natürlich nur in Frage, wenn die Tuberkulinreaktion positiv ist. Auch die vegetative Neurose Feers kann ähnliche Symptome wie die Poliomyelitis aufweisen; doch verläuft sie zumeist sehr chronisch und macht sich durch das starke Jucken und die Schuppung an Handflächen und Fußsohlen kenntlich.

Im Lähmungsstadium ist die Unterscheidung von anderen Krankheiten viel leichter. Die angeborene Muskelschwäche bei der Myatonia congenita besteht seit der Geburt, umfaßt beide Beine (und auch die übrigen Körpermuskeln), sie geht ohne Atrophien einher und zeigt Neigung zu Besserung. Die zumeist den Schultergürtel betreffende Entbindungslähmung ist ebenfalls von der Geburt an festzustellen; die typische Einwärtsrotation des ganzen Armes gibt ein charakteristisches Bild. Die progressive Muskelatrophie beginnt fieberlos, ganz allmählich und ist dauernd fortschreitend; außerdem ist sie statt mit Atrophien mit Pseudohypertrophien vergesellschaftet. Zerebrale Lähmungen unterscheiden sich von der (spinalen) Poliomyelitis durch die Spastizität der befallenen Muskeln wie durch die Steigerung der Reflexe. Die postdiphtherischen Lähmungen sind durch die meistens begleitenden Gaumensegel- und Augenmuskelparesen erkennbar. Die syphilitische Pseudoparalyse, welche durch die luetische Osteochondritis hervorgerufen wird, ist durch die anderen syphilitischen Erscheinungen auf der Haut und durch die Vergrößerungen der Lymphdrüsen, der Milz und der Leber leicht zu diagnostizieren. Bei der Barlowschen Krankheit (d. i. dem Skorbut des Säuglings) läßt das Kind die Beine nicht schlaff liegen, sondern hält sie aktiv an den Leib angezogen; die begleitenden Zahnfleischblutungen sichern die Diagnose.

Die Therapie der Poliomyelitis ist bisher nicht sehr erfolgreich gewesen. Man ist jetzt daran, eine kausale, immunbiologische Therapie zu verwenden, doch sind die Erfolge noch nicht beweisend. Wie bei jeder Serumbehandlung, so ist auch hier die möglichst frühzeitige Einverleibung noch vor dem Auftreten der Lähmungen von besonderer Wichtigkeit. Wenn aber das Serum injiziert wurde, solange bei den vagen Prodromalsymptomen die Diagnose noch nicht feststand, wer kann bei dem Ausbleiben von Lähmungen dann sagen, daß es ein therapeutischer Erfolg und nicht vielmehr ein diagnostischer Mißerfolg war? Immerhin möchte ich der Serumtherapie doch das Wort reden, da die anderen medikamentösen Behandlungsarten ebensowenig oder noch weniger erfolgreich sind. Entweder spritzt man Poliomyelitis-Rekonvaleszentenserum, wo solches von behördlichen Sammelstellen erhältlich ist, oder Poliomyelitis-Heilserum vom Pferd (Pettitsches Serum), welches von den serotherapeutischen Instituten verkauft wird. Vom Rekonvaleszentenserum oder vom Heilserum sind möglichst frühzeitig je 20 ccm intramuskulär einzuspritzen.

Es besteht die Gepflogenheit, innerlich Hexamethylentetramin (Urotropin) zu geben, weil es im Körper Formaldehyd bildet, welches im Liquor cerebrospinalis gefunden werden kann; meistens werden große Dosen von mehreren Gramm täglich verordnet. Doch erzeugen diese Mengen gar nicht selten eine Hämaturie, weshalb lieber kleinere Tagesdosen von höchstens 2 g anzuwenden sind. Aehnlich kann auch Salol in der Menge von 1 bis $1^{1}/_{2}$ g täglich gegeben werden. Der Erfolg ist aber nicht eindeutig. Urotropin kann auch intravenös oder intramuskulär injiziert werden, entweder in 40%iger Lösung oder als Cylotropin, welches neben Hexamethylentetramin noch Natrium salicylicum und Koffein (und wenn intramuskulär anzuwenden, auch Novokain) enthält. Diese Lösungen sind in 5-ccm-Ampullen erhältlich; eine Viertel- oder halbe Ampulle ist beim Kind einzuspritzen. Auch Elektrargol wird in der Menge von 2 ccm intramuskulär injiziert. Jedoch auch bei der Injektionsbehandlung dieser Stoffe ist der Erfolg immer fragwürdig.

Ist es zu Lähmungen gekommen, so ist recht bald, z. B. nach zwei Wochen schon, durch richtige Lagerung, unter gelegentlicher Benützung von Schienen, die Ausbildung von Kontrakturen der nicht betroffenen Antagonisten hintanzuhalten. Wenn nötig soll der Orthopäde herangezogen werden. Die Massage der gelähmten Muskeln kann nach vierzehn Tagen begonnen werden, das Elektrisieren schon nach drei Wochen. Das Elektrisieren kann in Galvanisieren der gelähmten Muskeln bestehen, mit Stromstärken, welche eben eine Zuckung hervorrufen. Ist dies zu schmerzhaft, so soll faradisiert werden (z. B. mit dem „Tonisator"), was weniger weh tut; auch hier soll Zuckung angestrebt werden. Gelingt dies jedoch nicht, so kann mit einer Rollenelektrode eine Art Elektromassage durchgeführt werden. Es ist aber darauf zu achten, daß nur die geschädigten Muskeln behandelt werden, da die gesunden durch die Elektrisierung gestärkt würden und ein unerwünschtes Uebergewicht erlangen würden.

Die Massage und Elektrisierung muß als Dauertherapie durch Monate bis zur Dauer eines Jahres durchgeführt werden; die einzelnen Sitzungen sollen möglichst oft, womöglich täglich stattfinden. Die orthopädisch-chirurgischen Korrekturen sollen insbesondere bei kleinen Kindern, bei denen es an der nötigen „aktiven" Mitarbeit fehlt, erst nach mehreren Jahren durchgeführt werden.

Die Meningitis cerebrospinalis.

Die Meningitis cerebrospinalis oder die epidemische Genickstarre, wie sie nach ihrem klinischen Hauptsymptom heißt, ist eine akute Krankheit, welche stürmisch beginnt und in den ersten Krankheitstagen die stärksten Erscheinungen macht. Wenn sie nicht zum Tode führt, lassen die Symptome allmählich nach und es kommt mit Hinterlassung von mehr oder weniger ausgeprägten Folgezuständen zur Heilung der Infektion. Die Patienten sind meistens Kleinkinder und vor allem ältere Säuglinge.

Die Krankheit beginnt mit Erbrechen, hohem Fieber und Nackensteifigkeit. Bald stellen sich Bewußtlosigkeit, allgemeine Krämpfe und eine gewisse Steifheit der Extremitäten, insbesondere der Beine ein. Da die Eltern durch diese Symptome, vor allem durch die Krämpfe überaus erschreckt werden, so wird der Arzt alsbald geholt. Nachdem der Arzt die Anamnese gehört hat, soll die erste Untersuchung, die er vornimmt, ein Griff nach der Fontanelle sein. Hier hat ihn die Nackensteifigkeit und das Vorhandensein von Krämpfen dazu bewogen; die Beurteilung der Fontanelle ist aber eine Untersuchung, die bei jedem kranken Säugling auch ohne speziell darauf hinweisende Symptome vorgenommen werden sollte. Bei der Meningitis ist die Fontanelle nun stark gespannt und deutlich vorgewölbt. Durch die gespannte und vorgewölbte Beschaffenheit der Fontanelle ist die Diagnose schon ziemlich sicher gemacht. Der endgültige Beweis kann durch die Lumbalpunktion erbracht werden, wenn sie einen trüben oder eitrigen Liquor ergibt. Eine andere Eigentümlichkeit am Patienten fällt dem Untersucher auf, das ist die Ueberempfindlichkeit' der Haut; jede Berührung, ja das bloße Abdecken veranlaßt das Kind zu starkem Schreien.

Die Nackensteifigkeit, wie die Rückwärtsbeugung des Kopfes und der ganzen Wirbelsäule, mit anderen Worten der Opisthotonus, ist bei der Meningitis cerebrospinalis immer hochgradig und meistens viel stärker als bei den Meningitisformen anderer Aetiologie. Der kleine Patient bohrt den Kopf tief in den Polster und der Kopf steht oft im rechten Winkel zum Rumpf nach rückwärtsgebeugt. Da der Rücken gleich einem Brückenbogen gespannt ist, kann das Kind nur in Seitenlage im Bett liegen. Gar nicht selten stellt sich Schielen ein. Durch das Erbrechen, das längere Zeit anhalten kann, und durch die mangelhafte Nahrungsaufnahme kommen die Patienten in ihrem Ernährungszustand recht herunter und magern stark ab.

Unter den geschilderten schweren Krankheitserscheinungen kann das Kind nach fünf oder sechs Tagen sterben. Es können aber die Symptome auch allmählich zurückgehen, indem die Temperatur abfällt, die Krämpfe nachlassen und das Bewußtsein wiederkehrt. Auch das Symptom der Nackensteifigkeit bessert sich; es braucht aber oft zwei oder drei Monate, bis die volle Beweglichkeit des Halses zurückgekehrt ist. Jedenfalls geht die Heilung nur ganz allmählich vor sich.

Ist es zur Heilung gekommen, so kann die Freude darüber oft doch nicht groß sein, weil sich häufig genug verschiedene Folgezustände eingestellt haben. Die Infektion ist zwar abgeheilt, aber ein Hydrozephalus hat sich gebildet, der oft einen großen Umfang annehmen kann. Bisweilen entwickelt sich Schwachsinn, manchmal auch Taubstummheit. Durch Optikusatrophie kam es auch zur Erblindung kommen. Ein relativ günstiger Ausgang ist es, wenn lediglich Charakterveränderungen, etwa mit Neigung zu Jähzorn zurückgeblieben sind. Freilich gibt es aber auch Fälle, welche ohne jede Schädigung völlig abheilen.

Die Differentialdiagnose hat vor allem zwei ähnliche Krankheiten auszuschließen, nämlich die otogene, d. h. die von einer Mittelohreiterung fortgeleitete Meningitis und die tuberkulöse Meningitis. Zur Ausschließung der otogenen Hirnhautentzündung muß eine genaue Ohrenuntersuchung das Fehlen von akuten Entzündungserscheinungen im Ohr und im Prozessus mastoideus ergeben haben. Die tuberkulöse Meningitis läßt sich fast immer schon durch das klinische Krankheitsbild mit ziemlicher Sicherheit von der Cerebrospinalmeningitis unterscheiden. Die Hauptpunkte sind folgende: Die tuberkulöse Meningitis beginnt meistens allmählich und wenig stürmisch und steigert sich erst langsam zu dem schweren Krankheitsbild, an dem das Kind dann zugrunde geht. Die Cerebrospinalmeningitis ist am Anfang am heftigsten. Die tuberkulöse Meningitis führt erst gegen Ende der Krankheit zur Bewußtlosigkeit, während bei der epidemischen Genickstarre der Patient zuerst bewußtlos ist und nach einigen Tagen klar wird. Die tuberkulöse Meningitis hat nie einen so stark ausgesprochenen Opisthotonus, wie die eitrige Genickstarre. Die tuberkulöse Meningitis zeigt neben der positiven Tuberkulinreaktion oft noch andere Zeichen der Tuberkulose, so z. B. Tuberkulide auf der Haut. Die epidemische Meningitis tritt bei den wegen des frühen Alters meistens noch tuberkulinnegativen Säuglingen und Kleinkindern auf. Der wichtigste und voll beweisende Unterschied liegt aber im Ergebnis der Lumbalpunktion; der Liquor bei der tuberkulösen Meningitis ist klar oder nur leicht („staubig") getrübt; der Liquor bei der Meningitis cerebrospinalis ist stark trüb oder direkt eitrig.

Wenngleich die Prognose der Meningitis cerebrospinalis für etwa die Hälfte der Fälle schlecht zu stellen ist, ist die Therapie doch nicht ganz machtlos. Das wichtigste ist die Ablassung des eitrigen Liquors und die Serumbehandlung. Bei stark gespannter Fontanelle und stark eitriger Beschaffenheit des Liquors ist tägliche Lumbalpunktion nötig, wenigstens in den ersten Krankheitstagen, wobei jedesmal 20 oder 30, ja selbst 40 ccm Liquor abzulassen sind. Wenn der Liquor weniger eitrig geworden ist, genügt es, die Punktion nur jeden zweiten oder dritten Tag durchzuführen. Manche Aerzte pflegen nach jeder Liquorablassung eine gleichgroße Menge physiologischer Kochsalzlösung oder Ringerlösung durch die Punktionsnadel einzuspritzen, diese Flüssigkeit wieder ablaufen zu lassen, noch einige Male neue Kochsalzlösung nachzuspritzen und wieder abrinnen zu lassen, bis die Flüssigkeit halbwegs klar herauskommt. Wir selbst haben von dieser Methode, den Lumbalsack zu spülen, welche das Kind sicherlich anstrengt, keine wesentliche Aenderung des Krankheitszzustandes wahrnehmen können.

Neben der Lumbalpunktion soll Meningokokken-Heilserum gespritzt werden, wenn möglich intralumbal; wenn die Lumbalpunktion nicht gelingen sollte, ist die intravenöse Einverleibung der intramuskulären vorzuziehen. Die intralumbale Seruminjektion wird im Anschluß an die Liquorablassung durchgeführt, nachdem man eine dem Injektionsquantum mindestens gleichkommende Liquormenge hat abtropfen lassen. Man injiziert, je nach der Größe des Kindes, jedesmal 10 oder 20 ccm Meningokokken-Heilserum vom Pferd, und zwar etwa jeden zweiten Tag. Wenn so häufig injiziert wird, tritt auch bei Re-Injektionen von Serum acht Tage nach der Erstinjektion, kein anaphylaktischer Schock auf. Freilich, die Serumkrankheit wird durch die gehäuften Injektionen nicht vermieden; im Gegenteil, sie fällt wegen der in den Körper gebrachten großen Gesamtserummenge oft recht stark aus.

Als weitere therapeutische Maßnahme ist stundenlang eine Kühlschlange oder für kürzere Zeitspannen eine Eisblase auf den Kopf zu legen oder zu binden. Bei Krämpfen ist mit starken Sedativis vorzugehen; am besten bewährt sich eine subkutane Injektion von $1/_2$ oder $3/_4$ oder 1 ccm einer 20%igen Lösung von Luminalnatrium oder ein Chloralhydratklysma, das nach einem Reinigungsklysma appliziert wird. Damit die Einlaufmenge so klein gehalten werden kann, daß sie nicht wieder herausgepreßt wird, sondern zur Resorption kommt, nimmt man eine 2%ige Chloralhydratlösung (Chloralhydrat. 2·0, Mucilagin. gummi arab. 100·0) und verwendet dann 25 ccm, um $1/_2$ g zuzuführen. Die Pflegeperson muß die Nates des Kindes für etwa eine Viertelstunde zusammenhalten, damit der Einlauf nicht sofort wieder herausläuft, sondern resorbiert wird.

Wichtig ist weiter sorgfältige Pflege des Kranken, damit keine Bronchitis oder Pneumonie auftritt.

Die Inkubationszeit der Cerebrospinalmeningitis beträgt zwei bis drei Tage. Die Isolierung des Kranken muß sechs Wochen lang durchgeführt werden.

Der Tetanus neonatorum.

Der Starrkrampf des Kindes verläuft in der gleichen Weise wie beim Erwachsenen. Nur der Tetanus des Neugeborenen hat ein paar Besonderheiten, welche kurz hier besprochen werden sollen.

Mit der zunehmenden Reinlichkeit in der Säuglingspflege ist der Neugeborenenstarrkrampf eine seltene Krankheit geworden. Wenn er auftritt, ist ein Pflegefehler begangen worden und die Uebertragung ist durch die Personen, welche mit dem Neugeborenen zu tun haben, gelegentlich durch die Hebamme, erfolgt. Der Tetanus neonatorum entsteht meistens dadurch, daß Gartenerde oder Gartenstaub auf die Nabelwunde gebracht wurde. Dies ist auf dem Lande leichter möglich. Von Gartenarbeit beschmutzte Hände oder Verbandstoffe sind die Ueberträger der Tetanussporen. Es ist vielleicht auch nicht ganz unmöglich, daß einmal Windeln, welche an staubiger Stelle zum Trocknen aufgehängt wurden, die Uebertragung vermitteln können.

Für die Prognose des einzelnen Falles ist es bedeutungsvoll, wie lange bei ihm die Inkubationszeit gedauert hat. Treten die ersten Tetanussymptome z. B. schon am vierten Lebenstag auf, so muß die Inkubationszeit kurz gewesen sein, man muß eine starke Virulenz der Erreger annehmen und einen schlechten Ausgang erwarten. Kommen die Erscheinungen z. B. erst am zehnten Tag, so sind die Erwartungen günstiger zu stellen. Eine achttägige Inkubationszeit ist ungefähr die Grenze, wo im allgemeinen die schlechte Prognose der guten weicht.

Das erste Symptom, welches der Mutter auffällt, ist Trinkunlust; das Kind will die Brust nicht nehmen, weil es den Mund nicht ordentlich öffnen kann. Vielleicht macht das Kind anfänglich ein paar Trinkversuche, aber nach wenigen Schlucken setzt ein Krampf der Kaumuskeln ein (Trismus), der das Kind am Trinken hindert. Dieser Masseterenkrampf wird nach kurzer Zeit, nach ein oder zwei Tagen permanent und gestattet nur eine spaltförmige Oeffnung des Mundes und der Kiefer. Bald zeigen auch andere Muskelgruppen eine zunehmende dauernde Starre, die sich auf geringfügige äußere Reize hin zu stoßweise auftretenden tetanischen Krämpfen und Muskelkontraktionen steigert.

Nach der Kiefermuskulatur wird die Gesichtsmuskulatur befallen; die Stirne ist dann in Falten gelegt, die Augen sind zugekniffen, der Mund wird oft gespitzt vorgeschoben (Karpfenmund), die Nasolabialfalten sind scharf ausgeprägt, die Mundwinkel sind nach abwärts gezogen (Risus sardonicus), kurz jeder mimische Muskel ist angespannt. Die Nacken- und Rückenmuskulatur ist kontrahiert, so daß ein deutlicher Opisthotonus besteht und man mit der Hand unter dem Rücken des liegenden Kindes durchgreifen kann. Die Haltung der Extremitäten kann verschieden sein; häufig sind die Arme angezogen, wobei der Vorderarm im Ellbogengelenk stark gebeugt ist, die Beine dagegen werden gestreckt, gelegentlich überkreuzt gehalten, die Finger und Zehen sind gebeugt. Das Schlucken ist meistens erschwert, und während der tetanischen Anfälle kann es durch die Krämpfe der Respirationsmuskeln zu gefährlichen Atemstörungen mit Zyanoseanfällen kommen. Die blitzartigen, tetanischen Kontraktionen entstehen schon auf ganz leichte äußere Reize hin, jede Berührung, jeder Trinkversuch ruft die Starre hervor.

Die Körpertemperatur ist schon im Beginn leicht erhöht, während eines Krampfanfalles kann sie bis über 41° ansteigen.

An der Nabelwunde macht der Tetanus zwar keine lokalen Veränderungen, doch ist die Wunde oft nicht schön, was freilich nicht durch die Tetanusbazillen verursacht wird, sondern durch den Schmutz, mit dem die Tetanusbazillen hinkamen.

Leichtere Fälle, bei denen die Anfälle seltener und durch längere Ruhepausen getrennt sind und welche nur einzelne Muskelgruppen betreffen, heilen nach drei oder vier Wochen ab; schwere Fälle mit rasch einander sich ablösenden Kontraktionen führen trotz der Behandlung bald zum Tod durch Erstickung im Zwerchfellkrampf oder durch Erschöpfung.

Die Differentialdiagnose hat vor allem Krämpfe infolge von Hirnblutungen durch ein Geburtstrauma auszuschließen. Diese Krämpfe sind meistens von keinem Fieber begleitet; das Kind zeigt dabei kein typisches Tetanusgesicht und die Krämpfe werden nicht so deutlich durch äußere Reize ausgelöst. Die spastische Diplegie oder die Littlesche Krankheit hat eine angeborene Steifheit der unteren Extremitäten, während der Tetanuspatient die ersten Tage nach der Geburt gesund war und die frühesten Erscheinungen im Gesicht aufwies. Handelt es sich um Krämpfe infolge von einer Meningitis, so muß die Fontanelle gespannt oder gar vorgewölbt sein und der Liquor eitrige Beschaffenheit zeigen.

Die Therapie besteht vor allem in der möglichst frühzeitigen Zufuhr von Tetanusheilserum und in der Anwendung von narkotischen Mitteln. Es werden an mehreren Tagen hintereinander je 12.500 AE. (d. i. nach der alten Rechnungsart 100 AE.) gespritzt, bis sich die Erscheinungen gebessert haben. Die Injektion soll zum Teil intralumbal, zum Teil in die nächste Umgebung der Wunde subkutan oder intramuskulär erfolgen. Will man das Serum in den Lumbalsack einspritzen, so ist zuerst eine gleichgroße Menge Liquors abzulassen. Bei intralumbalen Injektionen ist das Serum durch Einstellen der Ampulle in 35⁰ C warmes Wasser vorzuwärmen. Stellt man aber die Serumampulle in heißeres Wasser, so gerinnt das Serumeiweiß und die Injektionsflüssigkeit ist unbrauchbar geworden.

Gegen die Krämpfe wird Magnesiumsulfat in steriler 25%iger Lösung subkutan eingespritzt, je nach der Stärke der Krämpfe 3 ccm ein- bis dreimal täglich. Kommt es durch die Magnesiumwirkung zum Atemstillstand (was selten einmal vorkommen soll), so sind 10 ccm einer 5%igen Kalziumchloratlösung intravenös zu verabreichen; außerdem ist dann für Sauerstoffinhalationen zu sorgen.

Zur Krampflinderung können auch andere Narkotika verwendet werden, z. B. Luminalnatrium in 20%iger Lösung, davon $1/4$ bis $1/2$ ccm subkutan eingespritzt, oder Chloralhydrat in Form von Klysmen, wobei nach einem Reinigungsklysma von einer 2%igen Chloralhydratlösung (Chloral. hydr. 2·0, Mucilag. gummi arab. 100·0) 25 bis 50 ccm verabfolgt werden.

Sieht die Nabelwunde schlecht aus, so wird sie zweckmäßigerweise mit dem Glüheisen verschorft.

Selbstverständlich ist auf äußerste Ruhe im Krankenzimmer und bei der Pflege des Kindes zu achten. Die Ernährungsschwierigkeiten wird man zumeist am besten durch Verwendung der Sondenfütterung umgehen, wobei die Schlundsonde, wenn nötig, durch die Nase in den Magen geschoben wird. Um das Kind nicht zu sehr den Krampfanfällen auszusetzen, wird man sich auf drei oder vier Sondenfütterungen im Tag beschränken, wobei man den Nährwert der zugeführten Milch (wenn es geht, der abgedrückten Muttermilch) durch 17% Zuckerzusatz (d. i. 3 Würfel Zucker auf 100 ccm) verdoppelt. Manchmal kommt man auch mit Löffelfütterung zum Ziel. Um eine genügend reichliche Flüssigkeitszufuhr zu gewährleisten, wird man bei trockener Haut und Zunge und bei eingesunkener Fontanelle Tropfklysmen verwenden.

Trotz sorgsamster und sachkundigster Behandlung stirbt doch die Hälfte der an Tetanus neonatorum erkrankten Patienten.

Das Erysipel.

Die Diagnose des Erysipels ist gewöhnlich leicht zu stellen. Die erkrankte Hautpartie ist diffus gleichmäßig gerötet, geschwollen und gegen die normale Umgebung ziemlich scharf, oft durch einen erhabenen und stärker geröteten Wall abgegrenzt. Die Rötung und Schwellung breitet sich rasch aus, im weiteren Verlauf kann es auch zu Blasenbildung und phlegmonösen Eiterungen kommen. Das Allgemeinbefinden ist gewöhnlich stark beeinträchtigt; es besteht unregelmäßiges, oft sehr hohes Fieber, das von Konvulsionen begleitet sein kann; auch Erbrechen und Durchfälle können auftreten. Die Störung des Allgemeinbefindens steht im Beginn der Krankheit oft so sehr im Vordergrund, daß die anfänglich noch wenig umfangreiche Rötung und Schwellung der Mutter gar nicht aufgefallen war und dem Arzte nicht berichtet wird. Besonders wenn das Erysipel vom Genitale ausgeht, kann die Rötung so geringgradig sein, daß das Oedem manchmal das einzige lokale Symptom darstellt.

Das Erysipel ist eine Infektionskrankheit, gegen welche der menschliche Körper keine spezifischen Immunstoffe bilden kann; das Ueberstehen von Rotlauf schützt auch nicht vor neuerlicher Erkrankung; im Gegenteil, es entsteht oft sogar eine gewisse Disposition, die vielleicht auf Liegenbleiben von virulenten Erregern im Gewebe beruht. Es besteht auch während der ersten Lebenszeit keine durch den Uebergang von mütterlichen Immunstoffen bewirkte passive Immunität gegen diese Krankheit.

Die häufigste Eintrittspforte für das Erysipel des Neugeborenen bildet die Nabelwunde. Nach der Neugeborenenperiode erkranken die Säuglinge seltener an Rotlauf, der dann seinen Ausgang vom Genitale oder von intertriginösen Hautstellen aus nimmt. Bei größeren Kindern kann sich das Erysipel z. B. auch von zerkratzten Vakzinepusteln aus entwickeln, doch muß man sich vor einer Verwechslung mit einer stärker entwickelten Area in acht nehmen. Die eigentliche „Gesichtsrose", das von der Nase ausgehende Erysipel, sieht man in der Kindheit selten.

Die Uebertragung auf den Säugling geschieht durch die Hände der Pflegeperson oder auch durch infizierte Nabelverbände. Namentlich bei Erkrankung der Mutter an Puerperalfieber kommt es leicht zu einer Infektion des Neugeborenen mit Erysipel.

Die Prognose ist beim jungen Säugling ungünstig; meistens kommt es zu Pyämie oder Sepsis und das Kind stirbt. Nach dem achten Lebensmonat bessert sich die Prognose; nach der Säuglingszeit ist der Verlauf der Krankheit zumeist ein leichter, der mit Heilung endet.

Differentialdiagnostisch unterscheidet sich das Erysipel von einer Phlegmone durch seine schärfere Abgrenzung gegen die gesunden Hautpartien, sowie durch die geringere Schmerzhaftigkeit. Das idiopathische Genitalödem ist durch seinen fieberfreien Verlauf und das Fehlen anderer Symptome unschwer vom Erysipel zu unterscheiden.

Therapeutisch wurden Injektionen von 20 bis 50 ccm Streptokokken-Heilserum mit fraglichem Erfolg versucht. Das früher vielfach geübte Abgrenzen der erkrankten Hautpartie durch Heftpflasterstreifen zur Unterbindung der Lymphbahnen erwies sich als erfolglos. Man verordnet am besten Umschläge mit Burow oder $1/2 ^0/_{00}$iger Sublimatlösung; Alkoholumschläge sind bei Säuglingen wegen der Auskühlungsgefahr des Kindes nicht anzuwenden. Man kann auch einen Verband mit Credéscher Salbe oder mit 50%iger Ichthyolsalbe applizieren. Quarzlampenbestrahlung (täglich 10 Minuten aus 80 bis 60 cm Entfernung) scheint einen günstigen Einfluß auszuüben.

Der Typhus abdominalis.

Der Typhus beginnt nach einer Inkubationszeit von acht bis vierzehn Tagen mit wenig charakteristischen Erscheinungen: Es bestehen Mattigkeit, Obstipation, Erbrechen, Kopfschmerzen, diffuse Bronchitis und Fieber. Die Temperatur steigt im Verlaufe von einigen Tagen stufenweise bis 39^0 und darüber, um dann längere Zeit hindurch kontinuierlich hoch zu bleiben. Die bekannten Symptome des Typhus Milztumor, Roseolen und Durchfälle treten erst im Beginn der zweiten Krankheitswoche auf. Im weiteren Verlaufe der Erkrankung kann es zu schweren Störungen von seiten des Nervensystems kommen. Nach einer Dauer von ungefähr zwei bis drei Wochen gehen die Erscheinungen wieder zurück und die Temperatur senkt sich nach einem remittierenden Stadium stufenförmig zur Norm.

Der Typhus des Kindes, besonders im Alter unter sechs Jahren, unterscheidet sich von dem des Erwachsenen vor allem durch seinen leichteren Verlauf: Das Fieber steigt nicht so hoch an, die einzelnen Krankheitsperioden sind von kürzerer Dauer und es kommt nur selten zu Komplikationen. Die Krankheit beginnt ebenso unausgesprochen wie beim Erwachsenen. Als Frühsymptom ist die diffuse Bronchitis zu verwerten sowie die dick belegte trockene Zunge. Nach ungefähr einer Woche wird — zugleich mit dem höheren Ansteigen der Temperatur — der Milztumor deutlich, gelegentlich ist die Milz auch druckschmerzhaft. Zu dieser Zeit treten die Roseolen auf, manchesmal nur spärlich, oft jedoch sind sie gerade beim Kind unwahrscheinlich zahlreich und sehr groß. Der für den Typhus des Erwachsenen charakteristische Durchfall mit den Erbswasser- oder Erbsenbreistühlen stellt sich beim Kindertyphus keineswegs immer ein. In einem Viertel der Fälle bleiben die Kinder während der ganzen Krankheit obstipiert oder haben überhaupt normale Stühle. Das Krankheitsbild kann dadurch so verschleiert werden, daß es ratsam ist, bei jedem länger andauernden hohen Fieber, für welches keine deutliche

Ursache festgestellt werden kann, an Typhus zu denken. Einen Anhaltspunkt für die Diagnose Typhus bietet die Verlangsamung und Dikrotie des Pulses, welche sich aber nur bei älteren Kindern feststellen läßt. Leukopenie mit relativer Lymphozytose und Aneosinophilie sind auch im Kindesalter vorhanden, doch darf bei ihrer Feststellung nicht vergessen werden, daß das Blutbild des jungen Kindes normalerweise einen bedeutend höheren Lymphozytenanteil aufweist als das des Erwachsenen. Wichtig ist die Feststellung einer positiven Diazoreaktion des Harns, in dem sich oft auch Eiweiß und Zylinder finden. Erwiesen wird die Diagnose jedoch nur durch die bakteriologische Untersuchung. Sobald der Verdacht auf Typhus gerechtfertigt erscheint, muß die bakteriologische Untersuchung eingeleitet werden. Während der ersten Krankheitstage läßt sich die Agglutination des Serums gegen Typhusbazillen noch nicht feststellen. Zu dieser Zeit finden sich jedoch bereits Typhusbazillen im Blut. Zur Anlegung einer Bakterienkultur benötigt man eine Eprouvette mit 5 ccm steriler G a l l e, zu welcher man 5 ccm steril gewonnenes Blut gibt. Das Blut wird am besten aus einer Armvene entnommen; beim Säugling eignen sich hiefür oft besser die Schädelvenen. Das Röhrchen ist dann steril zu verschließen und einem bakteriologischen Laboratorium zu übergeben. Es ist jedoch die Venenpunktion bei jungen Kindern nicht immer leicht durchführbar. Einfacher, weil geringere Blutmengen dazu notwendig sind, ist für den behandelnden Arzt die Agglutinationsprobe, welche nach der ersten Krankheitswoche anzustellen ist. Es werden einige Kubikzentimeter Blut in einem sterilen Röhrchen aufgefangen — bei zarten, schwer punktierbaren Venen möglichst reinlich durch Einstich in die Fingerbeere oder große Zehe gewonnen — und einem Laboratorium übergeben. Bisweilen, und gerade bei den schweren Fällen, wird die Agglutinationsprobe erst in der Rekonvaleszenz positiv.

Recht schwierig ist oft die Diagnose des Säuglingstyphus, welcher unter dem Bilde eines fieberhaften akuten Darmkatarrhs von protrahiertem Verlauf auftritt und, da er oft lange nicht erkannt wird, zu reichlichen Infektionen Anlaß gibt.

Die P r o g n o s e des kindlichen Typhus ist meistens günstig. Nach zwei bis drei Wochen, oder auch schon früher pflegt die Temperatur in ähnlicher Weise wie beim Erwachsenen wieder zur Norm abzusinken; gleichzeitig schwindet der Milztumor. Störung der Rekonvaleszenz durch ein Rezidiv ist beim Kind seltener als beim Erwachsenen. Manchmal kommt es in der Rekonvaleszenz zu einer feinen Hautschuppung, welche als Folge von starken Schweißen auftreten kann. Zwei Wochen nach der Entfieberung können die Kinder aufstehen.

Komplikationen sind beim kindlichen Typhus viel seltener als beim Erwachsenen. Darmblutungen, Darmperforation und darauffolgende Peritonitis werden nur ausnahmsweise beobachtet. Stomatitis, Soor und Otitis media kommen in schweren Fällen vor. Auch das Nervensystem wird im Kindesalter gewöhnlich weniger in Mitleidenschaft gezogen, als beim Erwachsenen. Zumeist sind die Kinder ganz klar. Immerhin kann es in seltenen Fällen zu andauernder Benommenheit, zu Delirien oder zu meningealen Reizerscheinungen, bei ganz jungen Kindern auch zu Schreianfällen kommen.

Die Therapie beschränkt sich beim Typhus hauptsächlich auf Ernährungsvorschriften und Pflegemaßnahmen. Häufige Mundreinigung zur Vermeidung von Stomatitis und sorgfältigste Hautpflege zur Verhütung von Dekubitus sind von Wichtigkeit. Die Nahrung soll schlackenarm und kalorienreich sein; es sollen hauptsächlich Milch mit oder ohne Kindermehlen, Kakao, Schleimsuppen mit Ei, Mehl- oder Grießbreie und Obstsäfte gereicht werden. Mit Beginn der Rekonvaleszenz können passierte Gemüse, Kartoffelpürree, Reis, Bananen zugelegt werden. Der in der Rekonvaleszenz oft auftretende Heißhunger soll möglichst befriedigt werden. Den Uebergang zur normalen Kost nach der Genesung bilden Zulagen von Fleischpürree und Mehlspeisen. Eine Bekämpfung des Fiebers ist nicht notwendig. Treten starke Kopfschmerzen oder andere, durch das Fieber bedingte Beschwerden auf, so kann man Pyramidon (0·05 bis 0·1, dreimal täglich) geben. Bei starken Durchfällen verordnet man Tierkohle (5 bis 10 g, mehrmals täglich mit Wasser oder Schleimsuppe gut verrührt), Bolus alba (Kleinkinder 30 g, Schulkinder 50 g in der doppelten Menge Wasser verrührt), Tannin (Tannalbin 0·5 vier- bis sechsmal täglich) oder Bismuthpräparate (Bismut. subnitric. 2·0 bis 3·0, Muc. gumm. arab. 20·0, Aqu. dest ad 100·0 dreistündlich 5 bis 10 ccm). Bei Benommenheit sind warme Bäder von Körpertemperatur zwei bis dreimal täglich nützlich.

Bei heftigem Erbrechen oder Benommenheit können Nährklysmen angewendet werden. Dies geschieht am besten mit einem weichen Darmrohr, das 10 bis 15 cm weit in den Darm eingeschoben und dann mittels eines kleinen Glasrohres mit einem zirka $1/3$ m langen Schlauch verbunden wird, der zu einem die Nährflüssigkeit enthaltenden Trichter oder Irrigator führt. Man läßt die Nährflüssigkeit körperwarm in linker Seitenlage des Kindes langsam und ohne Druck einlaufen. Die Analöffnung muß danach für ungefähr fünf Minuten mit den Fingern zugeklemmt werden. Man soll bei Säuglingen jedesmal nicht mehr als 20 bis 50 g, bei größeren Kindern 100 bis 150 g einlaufen lassen; im Tag nicht öfter als fünfmal. Der Darm ist täglich durch ein Reinigungsklysma zu entleeren. Bei älteren Kindern kann man der Nährflüssigkeit einige wenige Tropfen Opiumtinktur zusetzen. Als Nährklsyma gibt man z. B. Wasser mit 5% Traubenzucker oder 10 bis 20% Nährzucker dazu, 20% eines Albumose-Peptonpräparates (z. B. Wittepepton) und eine kleine Menge von Kochsalz. Statt Zuckers kann man ein dextrinisiertes Kindermehl, statt eines Eiweißpräparates Eigelb wählen. Doch sind in beiden Fällen die Resorptionsbedingungen schlechter. Noch mehr gilt dies für Milch; der Erfolg der zuweilen bei Säuglingen angewendeten Frauenmilchklysmen ist daher recht zweifelhaft.

Bei den seltenen Darmblutungen verordnet man absolute Ruhiglagerung, Eisblase auf den Bauch und orale Gelatinedarreichung (5 bis 15 ccm von einer 5%igen Lösung oder von 4 Tafeln auf 100 g warmes Wasser); wirksamer sind Gelatineinjektionen: z. B. Gelatine sterilisata Merck (10%) in Ampullen zu 10 und 40 g. Es werden je nach dem Alter des Kindes 5 bis 30 ccm unter die Oberschenkel- oder Bauchhaut injiziert. Die Gelatine muß vor dem Aufsaugen mit der (erwärmten) Spritze durch Einlegen der Ampullen in 38⁰ Wasser verflüssigt werden. Bei dem überaus seltenen Ereignis einer Perforation ist sofortige Operation notwendig.

Da die Uebertragung des Typhus, außer durch verseuchtes Wasser (und Milch), durch Kontakt, besonders mit den Dejekten des Kranken, durch Bazillenträger und Bazillendauerausscheider (nach Ueberstehen der Krankheit) geschieht, ist es wichtig, daß Stuhl und Harn der Typhuskranken desinfiziert werden, was am besten durch Uebergießen mit Kalkmilch (1 kg gebrannter Kalk mit 4 l Wasser versetzt) bewerkstelligt wird. Die Wäsche der Patienten muß in Lysol gelegt und dann gekocht werden. Vor Aufhebung der Isolierung soll der Stuhl des Patienten, womöglich mehrmals, bakteriologisch untersucht und negativ befunden werden.

Der Paratyphus.

Es handelt sich fast immer um eine Erkrankung durch Paratyphus-B-Bazillen. Die Erscheinungen sind entweder die gleichen wie beim Typhus — oft mit geringerer Störung des Allgemeinbefindens —, oder die Krankheit tritt unter dem Bilde eines fieberhaften akuten Brechdurchfalles auf. Auffallend sind die im Kindesalter oft zahlreichen großen, herdförmig angeordneten Roseolen.

Die diagnostische Abgrenzung vom Typhus ist oft schwierig und ohne bakteriologische Untersuchung nicht sicher möglich. Die Behandlung ist die gleiche wie beim Typhus.

Die infektiösen Darmkatarrhe.

Außer den eigentlichen Ernährungsstörungen gibt es beim Säugling wie beim älteren Kind eine Reihe von akuten Darmerkrankungen, welche durch Bakterien verursacht werden. Das Charakteristische dieser Darminfektionen besteht im Fieber und in den Durchfällen. Erbrechen kann im Beginn der Erkrankung auch vorhanden sein; es tritt aber im Verhältnis zu den Darmerscheinungen zurück. Die Darmerscheinungen sind gehäufte Entleerungen, dünne Stühle mit Beimengung von glasigem Schleim, eitrigem Schleim oder blutigem Schleim. Bei etwas stärkerer Darmreizung besteht auch bald Tenesmus, d. h. das Gefühl starken Stuhldranges, ohne daß jedoch entsprechende Stuhlmengen entleert würden; meist werden nur wenige Kubikzentimeter abgesetzt, oft auch gar nichts. Auch Bauchschmerzen und Koliken sind meistens vorhanden. Da die gleichen klinischen Erscheinungen durch die verschiedensten Erreger verursacht werden können, kann man sich in der Praxis oft genug mit der summarischen Diagnose „infektiöser Darmkatarrh" begnügen, insbesondere da die Behandlung in den meisten Fällen ungefähr die gleichen (symptomatischen) Wege gehen kann. Lediglich im Falle der schweren, toxischen Ruhr wird man eine kausale Therapie anwenden in Form der Heilserumbehandlung. Es gibt zwei Dysenterie-Heilsera vom Pferd: das antitoxische und das polyvalente. Das antitoxische Heilserum richtet sich nur gegen die Shiga-Kruse-Bazillen; freilich sind das die Erreger, welche am häufigsten bei den schweren Formen der Ruhr gefunden werden. Das polyvalente Heilserum enthält daneben auch Gegengifte gegen die übrigen Ruhrerreger und wird also in jenen Fällen vorzuziehen sein, wo die spezielle Art der Dysenteriebazillen nicht durch die bakteriologische Untersuchung geklärt ist oder aus der Art einer eben herrschenden Epidemie vermutet werden kann. Aber nur die schweren Formen der Enteritis und Enterokolitis, welche den Verdacht auf dysenterische Aetiologie nahelegen und welche durch sehr zahlreiche Stühle (z. B. 30 Entleerungen im Tag) sowie durch starken Wasserverlust, etwa auch durch Benommenheit und Krämpfe wie durch Kreislaufschwäche charakterisiert sind, nur diese Fälle bedürfen der Serumbehandlung. Von dem Serum sind je nach der Größe des Kindes und entsprechend der Schwere der Krankheit 10 oder 20 ccm intramuskulär zu spritzen; wenn sich die Symptome nicht bessern, ist diese Dosis am nächsten oder übernächsten Tag noch ein- bis zweimal zu wiederholen. Die Besserung muß sich im Allgemeinzustand und an der Zahl der Stühle zeigen.

Bei den leichteren Erkrankungsformen wird man mit diätetisch-medikamentösen Maßnahmen sein Auslangen finden. In frischen Fällen beginnt man die Behandlung mit einer ausgiebigen Darmentleerung, die z. B. durch Rizinusöl bewerkstelligt werden kann, das man in der Menge von einem Kaffeelöffel einnehmen läßt, eine Dosis, die mit dreistündigem Intervall (ein- bis zweimal) repetiert wird. Während dieser Zeit darf keine Nahrungsaufnahme stattfinden, nur wird man bald die starken Wasserverluste, die durch die Durchfälle enstanden sind, mit reichlicher Flüssigkeitszufuhr zu ersetzen trachten. Am einfachsten ist es, wenn man reichlich Tee, der durch Saccharin gesüßt ist, trinken läßt; im Notfall kann man ihn auch mit dem Magenschlauch in der Menge von 200 bis 300 ccm einführen. Sollte die Wasserzufuhr per os auf besondere Schwierigkeiten stoßen, so kann man auch die subkutane Kochsalzinfusion verwenden.

Man kann aber statt der Darmentleerung mit der nachfolgenden Wasserzufuhr gleich zu einer Behandlungsart schreiten, welche erst in der letzten Zeit in Verwendung gekommen ist und allenthalben als in vielen Fällen sehr wirksam anerkannt wird. Es handelt sich um die sogenannte Apfeldiät. Die Apfeldiät ist im badischen Schwarzwald ein altes Volksmittel gegen Durchfall und wurde von Heisler und Moro in die wissenschaftliche Kinderheilkunde eingeführt. Man gibt bei akuten Durchfallserkrankungen (auch bei solchen nach Diätfehlern) ein, zwei oder auch drei Tage lang ausschließlich rohe Aepfel als einzige Kost. Die Aepfel werden in geriebenen Zustand verabreicht, die Zerkleinerung geschieht am besten mit dem Reibeisen. Von Kleinkindern läßt man im Verlauf des ersten und zweiten Behandlungstages je 300 bis 400 g geriebenen Apfel nehmen, von größeren Kindern 400 bis 600 g; wenn am dritten Tage noch Durchfall besteht, bleibt man bei der ausschließlichen Apfeldiät; haben sich die Stühle gebessert, so ersetzt man einen Teil der Apfelkost durch andere Verordnungen, über die alsbald gesprochen werden soll. Der Erfolg der Apfeldiät stellt sich meistens sehr bald ein. Oft ist schon nach wenigen Stunden der Stuhl bedeutend gebessert. Es werden nicht mehr zahlreiche Stühle abgesetzt, sondern die Anzahl der Entleerungen geht schnell zurück. Insbesondere ändert sich aber die Beschaffenheit der Stühle. Der Stuhl ist nicht mehr dünnflüssig, sondern von breiiger Konsistenz. Freilich sieht man im Stuhl die ziemlich unveränderten, wenig verdauten Apfelbröckeln, die nun eine rostbraune Farbe angenommen haben. Der schlechte Geruch der Stühle ist weitgehend geschwunden und auch der Schleim- und Eitergehalt ist zurückgegangen. Weiters haben die unangenehmen Tenesmen aufgehört.

Die Wirkung der Apfeldiät beruht auf der Aenderung der Darmflora unter dem Einfluß der Fruchtsäuren wie auf der Gerbwirkung des Apfelsaftes. Aber es ist sicher auch von Bedeutung, daß die Apfelmasse im Darmrohr gewissermaßen wie ein Spritzenstempel durch die Peristaltik vorwärtsgeschoben wird, den enteritischen Darminhalt vor sich herschiebt und hinter sich das entleerte reine Darmrohr zurückläßt.

Nach zwei oder drei Tagen wird man nun die ausschließliche Apfeldiät abbrechen, aber neben anderen Speisen noch für ein paar Tage Apfel geben, zwei, drei Tage in der halben Menge, weitere zwei, drei Tage in der Viertelmenge wie anfänglich. Die ersten Speisen, welche man zulegt, sind Wasserkakao oder Eichelkakao mit Wasser bereitet, darnach Schleimsuppe, Zwieback, Keks und Biskuits, Reis mit Fruchtsäften, insbesondere Heidelbeersaft, nachher gewiegter Schinken. Die Kost ist in der ersten Zeit gemüse- und milchfrei. Allmählich geht man dann zur Normalkost über, vorausgesetzt, daß die Stühle gut geblieben sind. Jedenfalls ist bei länger dauernden Darmkatarrhen Unterernährung zu vermeiden, um das Kind durch den teilweisen Hungerzustand nicht in seiner Widerstandskraft zu schwächen. Nach den ersten paar Krankheitstagen muß die Nahrungszufuhr in der Quantität genug reichlich sein, um Gewichtsverluste zu vermeiden. In qualitativer Beziehung wird man allerdings darauf Bedacht nehmen, daß die lokale Erkrankung der Dickdarmschleimhaut durch harte und reizende Stuhlbeschaffenheit keine Verschlechterung erfährt.

Statt der Apfeldiät kann man auch andere Arten der Behandlung in Anwendung bringen. Im Beginn, wo durch starke Bakterienvermehrung die Toxinproduktion im Darmlumen reichlich ist, kann man durch Verabfolgung von Tierkohle erwarten, ein gewisses Quantum des Giftes durch Adsorption unschädlich zu machen. Die Tierkohle gibt man in der Menge von 10 bis 20 g in Tee oder Schleim verrührt; größere Kinder trinken diese mit Saccharin gesüßte Flüssigkeit aus dem Glas, Säuglingen kann die Suspension teelöffelweise oder mit dem Sauger aus der Flasche gegeben werden. Bei starkem Widerwillen kann auch der Magenschlauch zur Einführung benützt werden. Bolus alba ist nicht zu empfehlen, da sie feste Exkrementbildung verursacht und dadurch die Dickdarmschleimhaut reizt und nicht zur Abheilung kommen läßt. Wenn die Tenesmen und Koliken stark sind, so ist eine Darmberuhigung durch krampflösende Mittel notwendig. Dies geschieht am besten durch Suppositorien mit Extractum Belladonnae zu 0·002, bei größeren Kindern auch 0·005, mehrmals am Tage. Nur bei sehr zahlreichen Durchfällen wird man zu Opium greifen; Opium ist aber im Kindesalter immer mit der größten Vorsicht zu verwenden. Wenn man Opium zur Bekämpfung der Durchfälle anwenden will, so verschreibt man zwei, drei oder vier Tropfen der Tinktur auf 50 ccm Wasser und läßt nun einigemal am Tag einen kleinen Teelöffel voll von dieser Lösung nehmen, bis eine Milderung der Darmsymptome eingetreten ist. Diese Medikation ist aber bald auszusetzen; es ist besonders darauf zu achten, ob Schläfrigkeit auftritt, welche das erste Zeichen der Ueberdosierung darstellt. In vielen Fällen wird Wärmeapplikationen auf den Bauch allein genügen, um die Kolikschmerzen zu lindern.

Die zahlreichen dünnen, alkalischen Entleerungen machen häufig eine Reizung der Analhaut. Man wird deswegen die Umgebung des Afters mit einer fetten Salbe bedecken müssen. Bei Mädchen entsteht im Anschluß an Durchfälle oft auch eine Vulvitis. Die entzündeten Partien sind mit Alsolcreme (Aluminium acetico-tartaricum) zu bestreichen und außerdem ist die Vulva mit Burowlösung, 1:10 mit Wasser verdünnt, zu berieseln. Bei Besserung der Durchfälle bessern sich alsbald auch die Reizerscheinungen am Anus und am Genitale.

Wenn die akuten Erscheinungen des Darmkatarrhs abgeklungen sind, aber die Stühle noch immer Schleim enthalten, ist die Zufuhr von Adstringentien nützlich. Ziemlich gut wird Tannalbin vertragen, welches in Dosen zu 0·25 mehrmals täglich verabreicht wird. Besser als die orale Tanninzufuhr ist bei der chronisch gewordenen Kolitis die Spülung des Dickdarmes mit Gerbsäureklysmen. Die fortdauernde Schleimabsonderung des Dickdarmes wird durch tägliche Klysmen mittels $1/2\%$igen Lösungen von Acid. tannicum meistens sehr günstig beeinflußt. Ist nach ein paar Tagen die Schleimbeimengung im Stuhl geringer geworden, so genügt es, jeden zweiten Tag eine solche Spülung vorzunehmen, später noch seltener. Die Klysmenmengen sollen nicht zu klein sein; man wird bei Kleinkindern langsam 200 bis 300 bis 400 ccm einfließen lassen, größere Kinder werden Mengen von 500 und 600 ccm brauchen.

Bei der Behandlung der akuten Darminfektion ist jedenfalls die diätetische Behandlung in den Vordergrund zu stellen, wobei die Nahrung vor allem in qualitativer Hinsicht für den Darm schonend sein soll, während in quantitativer Beziehung nach den ersten Krankheitstagen weniger Beschränkungen nötig sind.

Für die ersten Tage sind Reisschleimsuppen, die auf Wunsch auch mit Rindsuppe gekocht werden können, zu verordnen. Dann kann man Kakao (echten oder Eichelkakao) in Wasser gekocht und mit Saccharin gesüßt geben. Daneben Tee oder Wasser. Nach Schwinden der heftigen Erscheinungen, gewöhnlich vom 3. oder 4. Tag ab, beginnt man mit Zulagen, wobei als erstes Milch dreimal 50 g und bald dreimal 100 g täglich zum Schleim oder Kakao gefügt werden kann. In den nächsten Tagen werden Keks, Zwieback, Biskuits, geröstetes Weißbrot, Breie von Grieß, Reis oder Zwieback, gelegentlich ein Gelatinepudding, erlaubt. Später werden Kartoffelbrei, feinpassiertes Gemüse (Spinat, Karotten, Karfiol), Apfelbrei und leichte Mehlspeisen (Aufläufe usw.) gestattet. Auch feingewiegtes Fleisch (2 Eßlöffel voll) ist dann ohne Gefahr zur Nahrung zu fügen. Hat man mit dieser doch vorwiegend Kohlehydrate führenden Kost nicht genug Erfolg, so wird man den Eiweißanteil vermehren und in die Flüssigkeiten einige Kaffeelöffel Plasmon oder Larosan einrühren.

Wird aber all dies gut vertragen, so kann man langsam zur gewöhnlichen Kost übergehen.

Sanitäre Daten und Anzeigepflicht der ansteckenden Krankheiten in Europa und in U. S. A.

Sanitäre Daten der ansteckenden

Krankheit	Inkubationszeit	Art der Übertragung	Anzeigepflicht in Österreich
Scharlach	2—7 Tage	Direkt und durch Gegenstände oder Bazillenträger	Ja
Diphtherie	3—8 Tage	direkt und durch Gegenstände oder Bazillenträger	ja
Masern	Bis zum Exanthem 14 Tage, bis zu den Prodromen 9 Tage	direkt	nein
Varizellen	14—17 Tage	direkt	ja
Mumps	16—22 Tage	direkt	nein
Pertussis	7—15 Tage	direkt	nein
Röteln	14—21 Tage	direkt	nein
Erythema infectiosum	5—14 Tage	direkt	nein
Vierte Krankheit	9—21 Tage	direkt	nein
Ruhr	7 Tage	direkt und durch Gegenstände	ja
Variola	12—14 Tage	direkt und durch Gegenstände oder Bazillenträger	ja
Stomatitis aphthosa	10 Tage	direkt und durch Gegenstände	nein
Exanthema subitum	7 Tage (?)	direkt	nein
Erysipel	1—3 Tage	direkt und durch Gegenstände (Verbandzeug)	nein
Tetanus	4—14 Tage	durch Gartenerde, Gartenlaub und Staub	nein
Typhus und Paratyphus B	8—14 Tage	direkt, durch Dejekte, Wasser und Milch	ja
Meningitis cerebrospinalis	2—3 Tage	direkt und durch Bazillenträger	ja
Poliomyelitis	3—10 Tage	direkt, durch Bazillenträger und Stechfliegen	ja

Kinderkrankheiten.

Aufhebung der Isolierung und Aufhören der Infektiosität	Isolierung von Haushaltungsgenossen (nach Entfernung des Erkrankten)
Nach 6 Wochen	Durch 9 Tage
nach drei aufeinanderfolgenden negativen Bazillenkulturen (oder nach 3 Wochen)	durch 10 Tage
nach Abblassen des Exanthems	Geschwister, welche die Krankheit noch nicht durchgemacht haben, sollen von Beginn der kürzesten bis Ende der längsten Inkubationszeit von anderen Kindern ferngehalten werden
nach Abfallen der Krusten	
nach Rückgang der Schwellung oder längstens nach 6 Wochen	
nach Aufhören der Anfälle oder nach 4 Wochen	Geschwister mit katarrhalischen Erscheinungen der Luftwege
nach Abblassen des Exanthems	Wegen der Geringfügigkeit der Symptome besteht die Gepflogenheit, Geschwister nicht zu isolieren
nach Abblassen des Exanthems	
Sicherheitshalber wie bei Scharlach	Sicherheitshalber wie bei Scharlach
nach 6 Wochen	durch 8 Tage
nach Abfallen der Krusten	durch 16 Tage
nach Abheilung der Mundgeschwüre	keine
nach Abblassen des Exanthems	Nur Säuglinge und junge Kleinkinder durch 8 Tage
nach Abheilung der lokalen Erscheinungen	Fernhaltung von Neugeborenen und Wöchnerinnen
nach Abheilen der verunreinigten Wunde	keine
nach 4 Wochen oder nach bakteriologischer Stuhluntersuchung	21 Tage oder nach bakteriologischer Untersuchung
nach 6 Wochen	14 Tage
nach 6 Wochen	14 Tage

Anzeigepflicht der ansteckenden Kinderkrankheiten

	Diphtherie	Dysenterie	Erysipel	Erythema infectiosum	Exanthema subitum	Meningitis cerebrospinalis	Morbillen	Paratyphus
Albanien	+	⊙	⊙	⊙	⊙	⊙	+	+
Belgien	⊙	⊙	⊙	⊙	⊙	⊙	⊙	⊙
Bulgarien	+	+	+	⊙	⊙	+	+	+
Dänemark	+	+	+	⊙	⊙	+	+	+
Danzig	+	+	⊙	⊙	⊙	+	⊙	+
Deutschland	+	+	⊙	⊙	⊙	+	⊙	⊙
England und Wales	+	+	+	⊙	⊙	+	⊙	+
Estland	+	+	⊙	⊙	⊙	+	+	+
Finnland	+	+	⊙	⊙	⊙	⊙	⊙	+
Frankreich	+	+	⊙	⊙	⊙	+	+	+
Griechenland	+	+	+	⊙	⊙	+	+	+
Irland { Freistaat	⊕	⊕	⊙	⊙	⊙	+	+	+
Irland { Nordirland	*	+	*	⊙	⊙	⊕	⊕	*
Island	+	+	+	⊙	⊙	+	+	⊙
Italien	+	+	+))	⊙	⊙	+	+	+
Jugoslawien	+	+	+	⊙	⊙	+	+	+
Lettland	+	+	+	⊙	⊙	+	+	+
Litauen	+	+	⊙	⊙	⊙	+	+	+
Luxemburg	+	+	⊙	⊙	⊙	+	+	⊙
Niederlande	+	+	⊙	⊙	⊙	+	⊙	+
Norwegen	+	+	+	⊙	⊙	+	+	+
Oesterreich	+	+	⊙	⊙	⊙	+	+	+
Polen	+	+	+	⊙	⊙	+	+	+
Portugal	+	⊙	⊙	⊙	⊙	+	⊙	⊙
Rumänien	+	+	⊙	⊙	⊙	+	⊙	+
Saargebiet	+	+	⊙	⊙	⊙	+	⊙	⊙
Schweden	+	+	⊙	⊙	⊙	+	⊙	+
Schweiz	+	+	⊕	⊙	⊙	+	+	+
Schottland	+	+	+	⊙	⊙	⊕	⊕	+
Spanien	+	+	⊙	⊙	⊙	+	+	⊙
Tschechoslowakei	+	+	⊙	⊙	⊙	+	⊙	+
Ungarn	+	+	+	⊙	⊙	+	+	+
U. R. S. S.	+	+	⊙	⊙	⊙	+	+	⊙
Vereinigte Staaten von Amerika	+	⊙	⊙	⊙	⊙	⊕	+	⊙

\+ bedeutet anzeigepflichtig.
⊙ bedeutet nicht anzeigepflichtig.
+) Nur Tetanus neonatorum.

(Die obigen Daten stammen aus den „Statistics of notifiable diseases
Völkerbundes

in den europäischen Ländern und in U. S. A.

Parotitis epidemica	Pertussis	Poliomyelitis	Rubeolen	Scarlatina	Stomatitis aphthosa	Tetanus	Typhus	Varizellen	Variola	Vierte Krankheit
○	○	○	○	+	○	○	+	○	+	○
+	+	+	+	○	○	(+)	+	+	+	○
+	+	+	+	+	○	+	+	○	+	○
○	○	+	○	+	○	○	+	○	+	○
○	○	○	○	+	○	○	+	○	+	○
+	+	+	+	+	○	+	+	+	+	○
○	⊕	⊕	○	*	○	○	*	⊕	+	○
+	+	+	+	+	○	+	+	+	+	○
+	+	+	○	+	○	⊙	+	○	+	○
+	+	+	+	+	○	+	+	+	+	○
○	○	+	+	+	○	○	+	○	+	○
○	○	+	○	+	○	○	+	○	+	○
○	○	+	○	+	○	○	+	○	+	○
○	○	+	○	+	○	+	+	+	+	○
○	+	+	○	+	○	○	+	○	+	○
⊕	⊕	○	⊕	+	⊕	○	+	○	+	○
○	+	+	○	+	○	○	+	+	+	○
⊙	○	+	○	+	○	○	+	○	+	○
+	+	○	○	+	○	○	+	+	+	○
⊕	+	⊕	○	+	○	○	+	+	+	○

+)) Nur bei Personen, welche mit Schulen in Berührung kommen.
⊕ Nicht in allen Teilen des Staates.
  * Nicht im Stadtgebiet von Newcastle.

for the year 1930", publiziert durch die Hygiene-Sektion des in Genf 1932).

Sachverzeichnis

Abdominaltyphus 121
Abgeschwächte Masern 60
Aderlaß 43
Adrenalin 7
Agglutination 122
Akkommodationslähmung 14
Angina 2
— aphthosa 87
— necroticans 30
— Scharlach- 2, 30, 37
Antitoxineinheiten 19
Antitoxinmenge 20
Anzeigepflicht 132
Apfeldiät 127
Aphonie 9
Aphthen 86
Aphthenseuche 89
Arzneiexanthem 52
Atemmuskellähmung 15
Atemnot bei Krupp 9
Ausführungsgang der Speicheldrüsen 91
Auslöschphaenomen 34
Ausscheidungsfähigkeit der Niere 42
Autoinokulation 82

Baar 60
Barlowsche Krankheit 110
Bauernwetzel 90
Bazillenträger 62
Behandlung der Diphtherie 18, 25
— der Kehlkopfdiphtherie 11
— des Keuchhustens 102
— des Mumps 94
— der Nasendiphtherie 7
— der Poliomyelitis 110
— des Scharlachs 35
— der Scharlach-Nephritis 40
— der Varizellen 76

Belag 2, 30, 87
Belladonna 129
Bellender Husten 8
Blattern 78
Blatterngefahr 79
Blutaustritte 30
Blutbild, rotes 32
— weißes 31, 52, 63, 122
Blutdruckerhöhung 39
Blutdrucksenkung 16
Bluterbrechen 98
Blutungen bei Keuchhusten 98, 102
Bolus alba 123, 129
Boraxglyzerin 76
Bronchitis capillaris 54

Calcium 24
Chloralhydrat 99
Chloralklysma 115
Codein 11
Coffein 25
Cylotropin 111

Darmblutung 124
Darmkatarrhe 126
Dauer des Impfschutzes 83, 85
Degkwitz 58
Dekompensation des Herzens 16
Desensibilisierung 24
Desinfektion von Dejekten 124
Diät, siehe Ernährung
Dicktest 34
Differentialdiagnose des Erysipels 120
— der Masern 50
— des Mumps 93
— der Nasendiphtherie 6
— der Poliomyelitis 109

Differentialdiagonse der Röteln 65
— des Tetanus neonatorum 117
— der Varizellen 74
— der Zerebrospinalmeningitis 113
Dilatation des Herzens 16
Diphtherie 1
— Augen- 8
— -Bazillenkultur 27
— -Behandlung 18, 25
— -Haut- 7
— -Heilserum 11
— -Immunisierung 26
— Kehlkopf- 8
— Komplikationen der 13
— -Lähmungen 14, 25
— maligne 17
— Nachkrankheiten der 13
— Nasen- 4
— Rachen- 1
— -Serum 7, 18, 21, 23
— -Toxinhautprobe 28
— der Vulva 7
Diphthosan 27
Diplegie 117
Disposition zu Masern 60, 61
Dreitagefieber 70
Ductus Stenonis 91, 94
Dukes-Filatow 66
Dysenterie 126
— -Serum 126

Einziehen beim Husten 95
Einziehungen beim Atmen 10, 12
Elektrargol 111
Embolie 17
Emphysem bei Keuchhusten 101
Enanthem 49
Entbindungslähmung 110
Enteritis 126
Enterokolitis 126
Enzephalitis 83
Erbrechen 31, 39, 95
Erdbeerzunge 31
Ernährung bei Darmkatarrh 127, 130
— bei Keuchhusten 104
— bei Scharlach 37
— bei Scharlach-Nephritis 40
— bei Typhus 123

Erstickungsanfälle 10
Erwachsenenserum 60
Erysipel 119
Erythema infectiosum 68
Exanthem, Arznei- 52
— criticum 70
— Spät- 33
— subitum 70
— Serum- 22
— tuberkulo-toxisches 52
Exkoriierter Naseneingang 5

Feer 110
Feuchtblattern 71
Filatow 66
Fontanelle 112
Freiluftbehandlung 103
Funktionsprüfung der Niere 42

Gaumensegellähmung 14
Gefäßbrüchigkeit 30
Gelatineinjektion 124
Gelbfärbung bei Scharlach 30
Gelenkschwellungen 32, 37
Genickstarre 112
Genitalödem 120
Gerbsäureklysmen 129
Gesichtsrose 119
Grippeinfektion 53
Großfleckenausschlag 68

Halsschmerzen 1
Hammelserum 24
Harnmenge 39
Hautblutungen 98, 102
Hautlymphdrüsenschwellung 64
Heilserum 11, 19
Heine-Medinsche Krankheit 106
Heiserkeit 8, 10, 53, 88
Heisler 127
Herpes zoster 75
Herzkraft bei Dyspnoe 12
Herzmuskelschwäche 13
Herzschädigung 16
Hexamethylentetramin 111
Himbeerzunge 31, 66
Hirnblutung 99, 102, 117
Hirnödem 99
Hodenentzündung 92
Husten bei Diphtherie 8
Husten bei Keuchhusten 95

Husten bei Masern 48
Hydrotherapie bei Masern 58

Immunisierung, aktive 26
Infektiöse Darmkatarrhe 126
Impetigo 74
Impfenzephalitis 83
Impfschäden 82
Impfschutz 83, 85
Impfung 78
— intrakutane 84
Inkubationszeiten 132
Intramuskuläre Seruminjektion 21
Intubation 12, 57, 88
Isolierungsvorschriften 132

Kalkmilch 124
Kalziumtherapie 24
Kampfer 25
Kapillarbronchitis 54
Karpfenmund 117
Kernig 108
Keuchhusten 95
— -Behandlung 102
— -Immunität 97
— -Pneumonie 100
— -Rezidiv 100
— -Vakzine 102
Kinderlähmung 106
Kindertyphus 121
Klossige Sprache 3
Knötchen am Naseneingang 5
Koffein 25
Kohlehydratdiät 40
Komplikationen der Masern 53
Konzentrationsfähigkeit der Niere 42
Konzentriertes Scharlachserum 36
Koplicksche Flecke 48, 51
Krämpfe 40
Krampfhusten 95
Kritisches Dreitagefieber 70
Krupp 8, 20

Labyrintherkrankung 93
Lähmung
— der Augenmuskeln 15
— Landrysche 107
— postdiphtherische 14, 25, 110
— zerebrale 110
Landry 107

Larosan 130
Laryngitis subglottica 57
Leimgeruch 3
Lichen urticatus 74
— varicelliformis 74
Liquor 44, 112
Lues 6
Luftveränderung bei Keuchhusten 103
Lumbalpunktion 43, 112, 114
Luminal 44, 99
Lungenentzündung 54
Lymphadenitis bei Scharlach 45
Lymphdrüsenschwellung 3, 64

Magnesiumsulfat 118
Maligne Diphtherie 17
Masern, abgeschwächte 60
— -bronchitis 53, 57
— -flecke 50
— -Disposition 61
— -enanthem 49
— Inkubation der 61
— Komplikationen der 53
— Krankheitsbild der 47
— Lungenentzündung bei 54
— Mittelohrentzündung bei 54, 57
— -Prophylaxe 58
— -Rekonvaleszentenserum 58
— Therapie der 56
— Tuberkulose bei 55
— -Übertragung 61
Masseterenkrampf 116
Maul- und Klauenseuche 89
Medin 106
Megalerythem 68
Meningeale Form der Poliomyelitis 108
Meningitis cerebrospinalis 112
— otogene 113
— tuberkulöse 109, 113
Meningokokkenserum 114
Mittelohrentzündung 46, 54, 57
Moro 127
Moser-Dick-Serum 36
Mumps 90
Mundfäule 86
Mundgeruch 3, 86
Mundöffnen 1
Mundring, weißer 30

Muskelatrophie, progressive 110
Myatonie 110
Myokardschädigung 16
Nabelwunde 117
Nächtlicher Reizhusten 96
Nackensteifigkeit 112
Nährklysmen 123
Näselnde Sprache 14
Nasendiphtherie 4
Naseneingang 5
Nasenbluten 98
Nasensekret 5
Nebenpocken 81
Nephritis 44, 93
— bei Scharlach 38
Neurose Feers 110
Nierenentzündung siehe Nephritis
Nierenprüfungen 42
Nierenschädigung bei Diphtherie 17

Opium 129
Opisthotonus 112
Orchitis 92, 94
Otitis bei Masern 54, 57
— bei Scharlach 46
Otogene Meningitis 113
Ovarium bei Mumps 93

Paralyse, Landrysche 107
Paratyphus 124
Paravakzine 81
Parotitis epidemica 90
Patellarreflexe 15, 107
Pertussis (s. auch Keuchhusten) 95
— -Pneumonie 101
Pettitsches Serum 110
Plasmon 130
Pocken 78
Poliomyelitis 106
— -Serum 110
Postdiphtherische Lähmung 14, 110
Progressive Muskelatrophie 110
Prophylaxe der Nephritis 45
Pseudokeuchhusten 105
— -Krupp 10, 53, 57
Pseudoparalyse, luetische 110
Pulsstörungen 16

Rachendiphtherie 1
Rash 73
Reaktiviertes Masernserum 60
Reflexverluste 107
Regionäre Drüsen 3
Reinjektion 23
Reizhusten 96
Rekonvaleszenz bei Diphtherie 27
Rekonvaleszentenserum 58
Revakzination 81
Rinderserum 23
Risus sardonicus 117
Roseolen 121, 124
Röteln 63
Rotlauf 119
Rubeolen 63
Ruhr 126

Salizyltalk 76
Sanguinolentes Nasensekret 5
Sanitäre Daten 132
— Maßnahmen bei Diphtherie 26
— bei Masern 61
Schafblattern 71
Scharlachangina 2, 30, 37
Scharlach-Auslöschphänomen 34
Scharlachausschlag 29
Scharlachdiät 37
Scharlachheilserum 36
Scharlach, Krankheitsbild des 29
— -Lymphadenitis 45
— -Nephritis 38
— -Ödeme 39
— -Otitis 46
— -Rheumatoid 32
— -Schuppung 33
— -Serumtherapie 35
— -Spätexanthem 33
— -Toxinhautprobe 34
— toxischer 35
— -Zunge 31
Schicktest 28
Schlafende Keime 81
Schluckbeschwerden 2
— -Lähmung 15
Schulbesuch 62
Schuppung der Haut 33
Schwellung der Ohrgegend 91
Serumbehandlung der Diphtherie 18

Serumbehandlung des Scharlachs 35
Serumkrankheit 22, 52
Serumreinjektion 23
Skrophulose 6
Sondenfütterung 118
Spastische Diplegie 117
Spätexanthem 33
Sprachveränderung 3, 14
Stadium catarrhale 99
— convulsivum 99
— decrementi 100
Stakkato-Husten 95
Starrkrampf 116
Stenonischer Gang 91, 94
Stomatitis aphthosa 86
Streptokokkenheilserum 120
Strychnin 25
Subikterus 30
Sublinguales Geschwür 97
Submaxillardrüsenschwellung 92
Synovitis 32, 37
Syphilitische Pseudoparalyse 110

Tanninklysmen 129
Tetanus neonatorum 116
— -Serum 118
Thymolsalbe 76
Tierkohle 128
Toxischer Scharlach 35
Tracheotomie 12, 57, 88
Trinkunlust 116
Trismus 116
Tropfklysmen 118
Tuberkulinreaktion bei Keuchhusten 101
— bei Masern 51
Tuberkulose bei Keuchhusten 101
— bei Masern 55
— bei Vakzination 79
Tuberkulotoxisches Exanthem 52

Tussis convulsiva 95
Typhus abdominalis 121

Übertragungsart 132
Ulcus sublinguale 97
Urämie 39, 43
Urobilinausscheidung 32
Urotropin 111

Vakzination 78
Vakzine-Exanthem 81
— generalisierte 81
Variola 75, 78
Variolois 78
Varizellen 71
— -Zoster 76
Vasomotorenschwäche 25
Vegetative Neurose 110
Verdünnungsfähigkeit der Niere 42
Vidal (Agglutination) 122
Vierte Krankheit 66
Vorexanthem 73

Wasserdampf 12
Wasserpocken 71
Weißer Belag 2
— Blutbild 31, 52, 63, 122
— Mundring 30
Windpocken 71
Wochentölpel 91

Zerebrale Lähmung 110
Zerebrospinalmeningitis 112
Ziegenpeter 91
Ziehende Einatmung 95
Zoster-Varizellen 76
Zunge 31, 66
Zungenbandgeschwür 97
Zweites Kranksein bei Scharlach 38
Zweizimmersystem 104
Zyanose 10, 54

Verlag von Julius Springer, Wien und Berlin

Bücher der Ärztlichen Praxis

Band 1: **Die Anfangsstadien der wichtigsten Geisteskrankheiten.** Von Prof. Dr. A. Pilcz. Mit 3 Abb. 62 S. RM 1,70
Band 2: **Der Schlaf, seine Störungen und deren Behandlung.** Von Prof. Dr. O. Marburg. Mit 3 Abb. 52 S. RM 1,50
Band 3: **Die akute Mittelohrentzündung.** Von Prof. Dr. O. Mayer. Mit 3 Abb. 52 S. RM 1,50
Band 4: **Diphtherie und Anginen.** Von Prof. Dr. K. Leiner und Dr. F. Basch. Mit 1 Abb. 84 S. RM 2,50
Band 5: **Krämpfe im Kindesalter.** Von Prof. Dr. J. Zappert. 54 S. RM 1,60
Band 6: **Glykosurien, renaler Diabetes und Diabetes mellitus.** Von Priv.-Doz. Dr. H. Elias. Mit 6 Abb. und 1 Taf. 94 S. RM 2,60
Band 7: **Die Behandlung der Verrenkungen.** Von Prof. Dr. C. Ewald. Mit 16 Abb. 44 S. RM 1,50
Band 8: **Die Behandlung der Knochenbrüche mit einfachen Mitteln.** Von Prof. Dr. C. Ewald. Mit 38 Abb. 102 S. RM 2,80
Band 9: **Gelbsucht.** Von Priv.-Doz. Dr. A. Luger. 99 S. RM 2,60
Band 10: **Störungen in der Frequenz und Rhythmik des Pulses.** Von Prof. Dr. E. Maliwa. Mit 4 Abb. 82 S. RM 2,60
Band 11: **Die Menstruation und ihre Störungen.** Von Prof. Dr. J. Novak. Mit 6 Abb. 98 S. RM 3,—
Band 12: **Darmkrankheiten.** Von Priv.-Doz. Dr. W. Zweig. 162 S. RM 4,60
Band 13: **Säuglingsernährung.** Von Prof. Dr. A. Reuss. Mit 8 Abb. 104 S. RM 3,—
Band 14: **Komatöse Zustände.** Von Priv.-Doz. Dr. V. Kollert. 51 S. RM 1,60
Band 15: **Diathermie, Heißluft und künstliche Höhensonne.** Von Priv.-Doz. Dr. P. Liebesny. Mit 30 Abb. 80 S. RM 2,80
Band 16: **Einführung in die Orthopädie für den praktischen Arzt.** Von Priv.-Doz. Dr. G. Engelmann. Mit 44 Abb. 94 S. RM 3,40
Band 17: **Sprach- und Stimmstörungen (Stammeln, Stottern usw.).** Von Prof. Dr. E. Fröschels. Mit 16 Abb. 71 S. RM 2,40
Band 18: **Hausapotheke und Rezeptur.** Von Prof. Dr. L. Kofler und Priv.-Doz. Dr. A. Mayerhofer. Mit 33 Abb. 192 S. RM 6,60
Band 19: **Die Nierenerkrankungen.** Von Priv.-Doz. Dr. Hermann Kahler. Mit 2 Abb. 104 S. RM 3,20
Band 20: **Magenkrankheiten.** Von Prof. Dr. H. Schur. Mit 8 Abb. 223 S. RM 6,60
Band 21: **Kosmetische Winke.** Von Prof. Dr. O. Kren. Mit 14 Abb. 141 S. RM 4,80
Band 22: **Allgemeine Therapie der Hautkrankheiten.** Von Priv.-Doz. Dr. A. Perutz. 131 S. RM 4,50
Band 23: **Lungen- und Rippenfellentzündung.** Von Prof. Dr. K. Reitter. Mit 4 Abb. 47 S. RM 2,—
Band 24: **Krampfadern.** Von Priv.-Doz. Dr. L. Moszkowicz. Mit 6 Abb. 34 S. RM 2,—
Band 25: **Die Differentialdiagnose der richtigen Augenkrankheiten und Augenverletzungen.** Mit einem Anhang über die Brillenbestimmung. Von Prof. Dr. V. Hanke. Mit 19 Abb. u. 3 Taf. 108 S. RM 4,—

(Fortsetzung auf der IV. Umschlagseite)

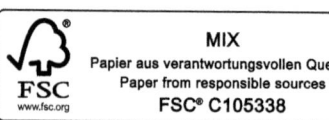

If you have any concerns about our products,
you can contact us on
ProductSafety@springernature.com

In case Publisher is established outside the EU,
the EU authorized representative is:
**Springer Nature Customer Service Center GmbH
Europaplatz 3, 69115 Heidelberg, Germany**

Printed by Libri Plureos GmbH
in Hamburg, Germany